Gabriela Stoppe

Demenz

Diagnostik – Beratung – Therapie

Mit 13 Abbildungen und 2 Tabellen

Ernst Reinhardt Verlag München Basel

Prof. Dr. med. *Gabriela Stoppe*, Fachärztin für Neurologie und Psychiatrie, Psychotherapie, klinische Geriatrie, leitet den Bereich Allgemeine Psychiatrie an der Psychiatrischen Universitätsklinik Basel.

Covermotiv: René Magritte: Les valeurs personelles
© VG Bild-Kunst, Bonn 2004

Hinweis: Soweit in diesem Werk eine Dosierung, Applikation oder Behandlungsweise erwähnt wird, darf der Leser zwar darauf vertrauen, dass die Autorin große Sorgfalt darauf verwandt hat, dass diese Angabe dem Wissensstand bei Fertigstellung des Werkes entspricht. Für Angaben über Dosierungsanweisungen und Applikationsformen oder sonstige Behandlungsempfehlungen kann vom Verlag jedoch keine Gewähr übernommen werden. – Die Wiedergabe von Gebrauchsnamen, Handelsnamen, Warenbezeichnungen usw. in diesem Werk berechtigt auch ohne besondere Kennzeichnungen nicht zu der Annahme, dass solche Namen im Sinne der Warenzeichen- und Markenschutz-Gesetzgebung als frei zu betrachten wären und daher von jedermann benutzt werden dürften.

Bibliografische Information der Deutschen Bibliothek

Die Deutsche Bibliothek verzeichnet diese Publikation in der Deutschen Nationalbibliografie; detaillierte bibliografische Daten sind im Internet über <http://dnb.ddb.de> abrufbar.
UTB-ISBN 3-8252-2651-4
ISBN 10: 3-497-01742-6
ISBN 13: 978-3-497-01742-3

Einbandgestaltung: Atelier Reichert, Stuttgart
Satz: Fotosatz Reinhard Amann, Aichstetten
Druck: Ebner & Spiegel, Ulm
Printed in Germany
ISBN 3-8252-2651-4 (UTB-Bestellnummer)

Ernst Reinhardt Verlag, Kemnatenstr. 46, D-80639 München
Net: www.reinhardt-verlag.de Mail: info@reinhardt-verlag.de

Inhalt

Abkürzungen

ADAS Alzheimer Disease Assessment Scale
ADDTC Alzheimer Disease Diagnostic and Treatment Centers
ADL Activities of Daily Living
BEHAVE-AD Behavioral Pathology in Alzheimer's Disease Rating Scale
BPSD Behavioural and psychological symptoms of dementia
CAMDEX Cambridge Examination for Mental Disorders in the Elderly
CBD Cortico-basale Degeneration
CDR Clinical Dementia Rating
CJD Creutzfeldt-Jakob-Krankheit (Creutzfeldt-Jakob-Disease)
CT Computertomographie
DAT Demenz vom Alzheimer-Typ
DEMTECT Demenz-Detection-Test
DLB Demenz vom Lewy-Körperchen-Typ (Dementia with Lewy Bodies)
DSM Diagnostisches und Statistisches Manual Psychischer Störungen
ECPA Verhaltensskala zur Schmerzerfassung (Echelle comportementale de la douleur pour personnes âgées non communicantes)
EPMS Extrapyramidale Störungen
FTD Frontotemporale Degeneration
GDS Global Deterioration Scale
GDS-X Geriatrische Depressionsskala (X = Itemzahl)
HAMD Hamilton-Depression-Scale
HPS Häusliche Pflegeskala
ICD International Classification of Diseases
MADRS Montgomery-Asberg-Depression-Rating-Scale
MCI Mild Cognitive Impairment

MDK Medizinischer Dienst der Krankenkassen
MMSE Mini-Mental-Status-Test (Mini Mental State Examination)
MND Motoneuronerkrankung
MRT Magnetresonanztomographie
NINCDS-ADRDA National Institute of Neurological and Communicative Disorders and Stroke und Alzheimer's Disease and Related Disorders Association
NMS Nächtliches Myokloniesyndrom
NOSGER Nurses' Observation Scale for Geriatric Patients
NPH Normaldruckhydrozephalus (Normal pressure hydrocephalus)
PDD Demenz bei Parkinson-Krankheit (Parkinson Disease with Dementia)
PET Positronen-Emissionstomographie
PfLEG Pflegeleistungsergänzungsgesetz
ROT Realitätsorientierungstraining
RUD Resource Utilisation in Dementia
SAS Schlaf-Apnoe-Syndrom
SIDAM Strukturiertes Interview für die Diagnose der Demenz vom Alzheimer-Typ, der Multi-Infarkt-Demenz und Demenzen anderer Ätiologie
SPET Einzelphotonen-Emissionstomographie (Single Photon Emission Computed Tomography)
TFDD Test zur Früherkennung der Demenz und mit Depressionsabgrenzung
UZT Uhrenzeichentest
VaD vaskuläre Demenzen
ZNS Zentralnervensystem

Vorwort

Die steigende Anzahl von Personen, die an einer Demenz leiden, hat glücklicherweise in den letzten Jahren zu einer immer größeren Aufmerksamkeit in der Öffentlichkeit und auch in der Fachwelt geführt. Die Anzahl wissenschaftlicher Publikationen weist gerade Demenzerkrankungen als eines der forschungsintensivsten Gebiete aus. Insofern war es eine besondere Herausforderung, ein Buch über Demenzen als Einzelautorin zu schreiben.

Das hier vorliegende Buch orientiert sich weitestmöglich am Stand der wissenschaftlichen Erkenntnis, gibt aber darüber hinaus auch Empfehlungen zur praktischen Umsetzung und eine kritische Bewertung. Nachdem es für einen breiten Leserkreis gedacht ist, hoffe ich, dass die einen nicht überfordert werden, die anderen nicht zu viel Bekanntes lesen. Die notwendige Beschränkung – z. B. werden nicht alle möglichen Demenzursachen (gleich ausführlich) dargestellt – möge dahingehend verstanden werden, dass die wirklich wichtigen und gut behandelbaren Demenzen im Vordergrund stehen sollen.

Bei der Wahl des jeweiligen Geschlechtes haben wir uns unregelmäßig für weibliche und männliche Formen, mitunter auch für den sogenannten Berliner Plural entschieden. Letztendlich tragen wir damit auch der Tatsache Rechnung, dass sowohl die Demenzkranken als auch ihre pflegenden Angehörigen mehrheitlich weiblich sind.

Mein Dank gilt ganz besonders Frau Regula Brand, die mich bei der Erstellung ganz erheblich unterstützte. Für seinen konstruktiven Rat danke ich Hannes B. Staehelin. Nicht namentlich nennen möchte ich hier alle, die als Mitarbeiter, Patienten, Vertreter von Wissenschaft, Wirtschaft, Interessenverbänden, Presse und Politik mein Bild von und meinen Platz in dem Gebiet der Demenzen finden halfen.

Basel im September 2005   Gabriela Stoppe

1 Epidemiologie

Um überhaupt epidemiologische Untersuchungen durchführen zu können, muss ein Konsens über die diagnostischen Kriterien (Falldefinition) bestehen. Zudem muss berücksichtigt werden, ob eine seltene oder eher häufige Krankheit vermutet wird. Entsprechend gibt es heute eine gute Datenlage letztendlich nur zur Epidemiologie der Demenz vom Alzheimer-Typ (DAT). Bereits bei den vaskulären Demenzen (VaD) ist die Falldefinition weniger präzise. Sowohl für frontotemporale Degenerationen (FTD) als auch Demenzen vom Lewy-Körperchen-Typ (DLB) wie auch viele andere Demenzursachen gibt es Schätzungen der Häufigkeit. Zur Berechnung der Auftretenswahrscheinlichkeit wird gerade bei selteneren Demenzen auf große Fallsammlungen klinischer Einrichtungen wie Gedächtnissprechstunden oder neuropathologischer Labore zurückgegriffen. Dies bringt naturgemäß Fehler mit sich.

1.1 Epidemiologie der Demenz vom Alzheimer-Typ

häufigste Demenz Die mit Abstand häufigste Erkrankung ist die DAT. Obwohl sie schon Anfang des Jahrhunderts von Alois Alzheimer sowohl in ihren präsenilen als auch senilen Verlaufsformen beschrieben worden ist, blieb der Name lange Zeit den präsenilen Demenzen vorbehalten. Erst die operationalisierten Kriterien des amerikanischen National Institute of Neurological and Communicative Disorders and Stroke und der Alzheimer's Disease and Related Disorders Association (NINCDS-ADRDA; McKhann et al. 1984) und in der Folge die des Diagnostischen Statistischen Manuals (DSM-III-R; APA 1987) und der International Classification of Diseases (ICD-10; WHO 1991) erlaubten wieder die einheitliche Betrachtung unabhängig vom Alter. Sie ermöglichten desgleichen über eine international akzeptierte klinische Operationalisierung den Vergleich von Forschungsergebnissen.

Diese neurodegenerative Erkrankung tritt mit zunehmendem

Lebensalter immer häufiger auf. Die Prävalenz steigt von 1 % bei den 60- bis 64-Jährigen auf 35 % bei den über 90-Jährigen. Die Neuerkrankungsrate (Inzidenz) steigt ebenfalls von 3,6 pro 1.000 Einwohner und Jahr bei den 60- bis 64-Jährigen auf 66,1 pro 1.000 Einwohner und Jahr bei den über 90-Jährigen. Derzeit rechnet man in Deutschland mit etwa einer Million an Demenz erkrankter Menschen. Bei Einbeziehung leichterer Formen – mit dann allerdings höherer diagnostischer Unsicherheit – liegen die Zahlen noch höher (Bickel 2000; 2001). Nachdem der prozentuale Anteil der DAT an den Demenzen mit zunehmendem Alter steigt, ist die A-priori-Wahrscheinlichkeit einer DAT bei 90-Jährigen höher als bei 60-Jährigen. Dies kann das differentialdiagnostische Vorgehen beeinflussen, beispielsweise einen höheren technischen Untersuchungsaufwand bei 60-Jährigen begründen.

1.2   Epidemiologie der vaskulären Demenz

Vaskuläre Demenzen machen derzeit etwa 10 % aller Demenz-krankheiten aus. Zusätzlich werden etwa genauso viele Mischfälle aus Alzheimer- und vaskulärer Demenz angenommen (Hebert et al. 2000; Knopman et al. 2003). VaD sind klinisch und pathophysiologisch heterogen. Sie können die Folge vieler kleiner subkortikaler – auch schleichend sich ereignender – Infarkte sein, andererseits auch nach einem einzigen Schlaganfallsereignis auftreten (s. Abschnitt 3.2). In Anbetracht der großen Häufigkeit sowohl von alzheimertypischen neuropathologischen Veränderungen als auch von zerebrovaskulären Veränderungen im Alter ist es schwierig, den Beitrag der einzelnen Komponenten zu einer Demenzentstehung individuell einzuschätzen. Die Addition beider Veränderungen spielt eine besondere Rolle mit zunehmendem Lebensalter, d.h. in dem Lebensabschnitt, in dem in den nächsten Jahren der Hauptzuwachs an Demenzkranken erwartet wird. Seitdem bekannt ist, dass neurodegenerative Prozesse und vaskuläre Prozesse im Gehirn sich auch wechselseitig verstärken, ist die Diskussion dahingehend komplexer geworden (Neuropathology Group of the MRC CFAS 2001; Snowdon 2003; Wolf/Gertz 2004; Knecht/Berger 2004).

Bedenkt man, dass bis zu einem Drittel der Patienten und Patientinnen nach einem Schlaganfall eine Demenz entwickeln (Pohjasvaara et al. 1997), handelt es sich hier um eine Risiko-

viele Mischfälle

vaskuläre Ereignisse

gruppe, die der Prävention derzeit schon gut zugänglich gemacht werden kann (s. Abschnitt 8.1). Weltweit sind Hirninfarkte zurzeit die sechsthäufigste Erkrankung, und die WHO rechnet damit, dass sie 2020 bereits an vierter Stelle stehen werden. An den Folgen eines Schlaganfalls leiden in Deutschland etwa 500.000 Menschen, wobei jährlich 150.000 neue Schlaganfälle hinzukommen (Knecht/Berger 2004).

Eigene Untersuchungen zeigen, dass es immer noch eine große Bereitschaft gibt, Demenzen als Folge vaskulärer Ereignisse zu konzeptualisieren. Dies ist nicht angemessen. Im Gegenteil nimmt die Häufigkeit vaskulärer Demenzen tendenziell ab, nachdem gezeigt werden konnte, dass allein die Kontrolle eines einzigen Risikofaktors, der arteriellen Hypertonie, die Neuerkrankungsrate erheblich reduzierte (Syst-Eur-Studie; Forette et al. 1998). Wenn die Präventionspotenziale für diese Demenzform genutzt werden, ist auch mit einer weiter abnehmenden Häufigkeit zu rechnen.

1.3   Epidemiologie der Demenz vom Lewy-Körperchen-Typ und der Parkinson-Demenz

Nachdem bereits 1961 erstmals eine Demenz mit histologisch auffälligen weit (auch kortikal) verteilten Lewy-Körperchen beschrieben worden war, wurden diese Strukturen als mögliche Demenzursache diskutiert. Erst 20 Jahre später bildete sich der Begriff der Lewy-Körperchen-Erkrankung und -Demenz heraus und wurde dann in den 90er Jahren als entsprechende eigene Demenzform operationalisiert (DLB; McKeith et al. 1994; 1996; 2004; Kalra et al. 1996). Es handelt sich ebenfalls um eine neurodegenerative Erkrankung mit vielen Kennzeichen der DAT. Zusätzlich treten extrapyramidale parkinsonähnliche Symptome, Stürze, optische Halluzinationen und Psychosen, vegetative Symptome und Fluktuationen der Kognition auf. Die klinischen Kriterien wurden in den 90er Jahren immer wieder verfeinert (McKeith et al. 2004).

zweithäufigste degenerative Ursache

Die DLB ist wohl die zweithäufigste degenerative Demenzursache. So zeigten bevölkerungsbasierte klinische Studien bei Personen über 65 Jahren eine Prävalenz von etwa 1 %, d. h. etwa 10 % aller Demenzen, was zu Autopsie-Serien-Ergebnissen passen könnte (McKeith et al. 2004). Ihre relative Häufigkeit steigt mit dem Alter an. In einer finnischen Untersuchung lag bei über 85-Jährigen die Auftretenshäufigkeit bei etwa 5 % (3,3 % wahrscheinliche und 1,7 % mögliche DLB), was einem Anteil von etwa 22 % an allen Demenzen entspricht (Rahkonen et al. 2003). Insgesamt sind DLB wohl etwa gleich häufig wie VaD. Aufgrund des klinischen Bildes wird die Häufigkeit der DLB in verschiedenen klinischen Settings variieren, weil neurologische, psychiatrische oder auch autonome Dysfunktionen mit unterschiedlicher Ausprägung im Vordergrund stehen. Nachdem sich die klinischen Zeichen der Demenz bei Parkinson-Krankheit (PDD) kaum von der DLB unterscheiden, wird das derzeit verwendete Zeitkriterium (Beginn der Demenz innerhalb eines Jahres nach Diagnose des Parkinson-Syndroms kompatibel mit DLB, nach einem Jahr PDD) zunehmend infrage gestellt.

1.4   Epidemiologie der frontotemporalen Degeneration

Ähnliche Unsicherheiten gelten auch für die Epidemiologie der frontotemporalen Degeneration (FTD). Nach Konsensbildung über die Kriterien der DAT führte die sich bereits damals und in der Folgezeit abzeichnende Heterogenität der Erkrankungen zu der klinischen Abgrenzung von degenerativen Demenzen vom Nicht-Alzheimer-Typ in den folgenden Jahren. Die bereits von Pick und Alzheimer vor etwa 100 Jahren beschriebene eher frontale Pick-Demenz wurde zu diesen gezählt und mit weiteren kortikalen frontal und/oder temporal betonten Degenerationen zu den frontotemporalen Degenerationen zusammengefasst. Für diese wurden 1994 vorläufige Kriterien festgelegt (The Lund and Manchester Group 1994).

Die Erkrankung tritt mitunter bereits ab dem 20. Lebensjahr auf, zeigt ihren Häufigkeitsgipfel jedoch um das 60. Lebensjahr. Auf sie entfallen wohl 12 bis 15 % der präsenilen Demenzformen (Ikeda et al. 2004). In Deutschland wird die Auftretenshäufigkeit in der über 60-jährigen Bevölkerung auf unter 1 % geschätzt (Ibach et al. 2003). Mehr als 50 % der Fälle weisen eine *familiäre Disposition* auf.

oft präseniles Auftreten

1.5   Epidemiologie anderer Demenzen

**reversible
Demenzen**

Für die meisten anderen Demenzen gibt es keine exakten Häufigkeitsangaben. Dies gilt auch für die Alkohol-Demenz, die klinisch oft sehr ähnlich zur DAT ist (Oslin/Cary 2003).

Immer wieder wird ein relativ hoher Prozentsatz an reversiblen Demenzen angegeben. Dabei geht es um Demenzsyndrome bei Depressionen, im Rahmen von metabolischen Störungen, bei Schädel-Hirn-Traumen, Normaldruckhydrozephalus, Infektionskrankheiten etc. (Stoppe/Staedt 2002). Ihre Häufigkeit nimmt nach neuesten Metaanalysen jedoch deutlich ab. Insgesamt können ca. 9 % der Demenzen als potenziell reversibel eingeschätzt werden, die voll reversiblen Fälle liegen aber (nur) bei ca. 0,3 % (Clarfield 2003). Hierbei muss berücksichtigt werden, dass die Abnahme nicht von selbst gekommen ist, sondern auf eine bessere Diagnostik und ein besseres klinisches Management zurückzuführen ist.

2 Risikofaktoren

Das Wissen um Risikofaktoren ist nicht nur aus pathophysiologischen, sondern auch aus Public-Health-Gesichtspunkten von großer Bedeutung. Zusätzlich ist ihre Kenntnis für die Beratung der Angehörigen hilfreich. Auch hier gilt, dass bisher vor allen Dingen Risikofaktoren der DAT bzw. VaD untersucht worden sind, vergleichsweise wenige Untersuchungen gibt es auch zur DLB. Deshalb sollen nur diese im Folgenden behandelt werden.

Grundsätzlich gilt, dass gerade bei Erkrankungen im höheren Lebensalter die Folgen z. B. von Ernährung, Erlebnissen, Lebensstil aus vielen Jahren zusammenkommen. Dabei interagieren Risikofaktoren auch miteinander. So bestehen schon allein zwischen Bildung und Art der Berufstätigkeit und Ernährung wahrscheinlich komplexe Wechselbeziehungen. Isoliert man hier einen Einzelfakor, wie z. B. die Östrogenspiegel und -exposition, so können falsche Schlussfolgerungen die Folge sein. Die Nichtwirksamkeit einer daraus abgeleiteten Intervention darf dann nicht überraschen (s. Abschnitt 8.1). Die Abb. 2.1 zeigt schematisch die Problemlage. **Interaktion von Risikofaktoren**

2.1 Risikofaktoren für die Demenz vom Alzheimer-Typ

Das *höhere Lebensalter* ist der sicherste Risikofaktor (Bickel 2001; Lindsay et al. 2002), ebenso wie eine *positive Familienanamnese*. Erkrankte in direkter Verwandtschaft (Eltern, Geschwister) erhöhen das individuelle Risiko mindestens um das Dreifache (Lautenschlager et al. 1996). Familiäre Formen im eigentlichen Sinne sind jedoch rar. **Alter**

Genetische Faktoren, lokalisiert auf den Chromosomen 1, 12, 14, 19, 21, wurden identifiziert, haben jedoch bis jetzt vorwiegend wissenschaftliche Relevanz. Allein ein Faktor kann hier ausgenommen werden: *Apolipoprotein E-ε4*. Das Apolipoprotein E (ApoE) hat einen Genotyp, der aus Kombination von jeweils **genetische Faktoren**

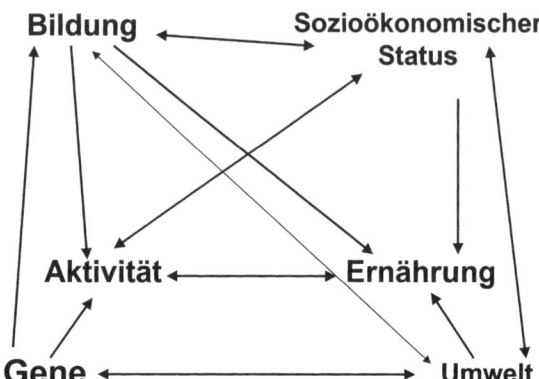

Abb. 2.1: Vereinfachte schematische Darstellung von Wechselbeziehungen von Risikofaktoren für Demenzen. Zusätzlich muss beachtet werden, dass möglicherweise verschiedene Risikofaktoren nur in bestimmten Lebensabschnitten, in Wechselbeziehung mit anderen bzw. bei einer bestimmten Bestehensdauer wirksam werden.

zweien der möglichen Allele $\varepsilon2$, $\varepsilon3$ und $\varepsilon4$ besteht. Die häufigste Form ist die Variante $\varepsilon3/\varepsilon3$. Sehr konsistent konnte metaanalytisch gezeigt werden, dass das Vorhandensein des Genotyps $\varepsilon4$ dosisabhängig (homo- bzw. heterozygot) das Risiko für eine DAT erhöht. So erhöht sich das relative Risiko bei der Konstellation $\varepsilon2/\varepsilon4$ um den Faktor 2,6, bei $\varepsilon3/\varepsilon4$ um den Faktor 3,2 und bei $\varepsilon4/\varepsilon4$ sogar um den Faktor 14,9 (Farrer et al. 1997). Nicht selten sind andere Risikofaktoren nur dann wirksam, wenn das $\varepsilon4$-Allel gleichzeitig vorliegt, was auf die komplexen Interaktionen der Risiken hinweist.

Die Datenlage zu *Schädel-Hirn-Traumata* ist noch nicht konsistent. Hinweise bestehen, dass nur schwerere Schädel-Hirn-Traumata mit Bewusstlosigkeit, offensichtlich auch in Abhängigkeit vom ApoE-Status, wirksam sind (Mortimer et al. 1991; Aksari/Stoppe 1996; Lindsay et al. 2002).

Bildung

Auch bezüglich der *Schulbildung* ist Vorsicht geboten, weil Bildung mit einem anderen Lebensstil und auch einer anderen Bearbeitung von z. B. neuropsychologischen Tests verbunden ist. Es zeigt sich, dass höher gebildete Menschen auf der Zeitachse später erkranken, dann aber neurobiologisch fortgeschrittenere Befunde (z. B. in der Bildgebung) aufweisen. Dies deutet auf eine Schwellenverschiebung für die Krankheitsmanifestation hin, nicht

auf einen eigentlich präventiven Effekt (Fratiglioni et al. 1991;
Lindsay et al. 2002; Scarmeas et al. 2003).

Bezüglich des *Alkoholkonsums* findet sich möglicherweise **Alkohol / Rauchen**
eine U-Kurve mit protektiven Effekten mit geringem Konsum
und eindeutig schädigenden Wirkungen eines höheren Konsums
(Lindsay et al. 2002; Anttila et al. 2004). Derzeit gilt ein protek-
tiver Effekt eher für (Rot-)Wein, wobei beachtet werden muss,
dass sich Wein- und Biertrinker wiederum auch durch andere
Lebensstilvariablen unterscheiden (Barefoot et al. 2002). Die derzeitige Datenlage deutet darauf hin, dass *Rauchen* das Risiko für
eine DAT erhöht (Almeida et al. 2002). Inkonsistente Studiener-
gebnisse lassen sich auf methodische Faktoren zurückführen.

Vaskuläre Risikofaktoren wie die arterielle Hypertonie, Hypercholesterinämie, Hyperhomozysteinämie und Diabetes mellitus
erhöhen auch das Risiko für eine DAT, möglicherweise über die
schon genannte Wechselwirkung zwischen degenerativen und
vaskulären Prozessen (Ott et al. 1999; Ruitenberg et al. 2001;
Prins et al. 2002; s. Kasten 2.1).

Im Folgenden sind Risikofaktoren aufgelistet, die diskutiert **keine Relevanz**
werden, jedoch wohl keine (sichere) Relevanz haben:

▨ *Weibliches Geschlecht:* Frauen sind zwar häufiger betroffen, jedoch liegt dies an Geschlechtsunterschieden in Lebenserwartung und (Ko-)Morbidität (Hebert et al. 2001; Ruitenberg et
al. 2001).
▨ *Depressionen in der Vorgeschichte* sind eher ein frühes Zeichen als ein eigener Risikofaktor (Dufouil et al. 1996; Bassuk
et al. 1998; Jorm et al. 1991). Weiteres hierzu im Abschnitt 4.1.
▨ *Östrogene bzw. eine Östrogen-Gestagen-Therapie* zur Hormon-
therapie in der späteren (Post-)Menopause erhöhen tendenziell eher das Risiko (Shumaker et al. 2004).

Die Einnahme von nichtsteroidalen Antirheumatika, Statinen
oder diätetische Maßnahmen wie fettarme Ernährung, Fischöl
oder das Trinken von Kaffee werden diskutiert, dies sollte jedoch
für eine etwaige Präventionsempfehlung mit großer Vorsicht gemacht werden (Lindsay et al. 2002; Engelhart et al. 2002). Siehe
hierzu auch Abschnitt 8.1.

- Hoher Blutdruck (arterielle Hypertonie)
- Rauchen
- Adipositas
- Obstruktives Schlafapnoesyndrom
- Diabetes mellitus
- Hyperlipidämie/Hypercholesterinämie
- Herz-Rhythmusstörungen, insbesondere Vorhofflimmern
- Herzinfarkt
- Herzinsuffizienz
- Thrombophilie
- Hyperhomozysteinämie
- Übermäßiger Alkoholkonsum (U-Kurve)
- ApoE-ε4 positiv

Kasten 2.1: Faktoren, die sowohl das Risiko für eine Demenz vom Alzheimer-Typ als auch für eine vaskuläre Demenz bzw. Schlaganfälle erhöhen (Knecht/Berger 2004).

2.2   Risikofaktoren für die vaskuläre Demenz

vaskuläre Risikofaktoren

Hier ist die Datenlage im Vergleich zur DAT schlechter. Gut untersucht sind die *vaskulären Risikofaktoren* (ischämische Ereignisse, arterielle Hypertonie, Diabetes mellitus, Rauchen, hoher gesättigter Fettanteil in der Nahrung, Störung von Gerinnung oder Blutviskosität, Herzerkrankungen, familiäre Belastung). Dabei können auch *ischämische Läsionen der weißen Hirnsubstanz* das Risiko für eine Demenz erhöhen und die Progression einer Demenz beschleunigen (Vermeer et al. 2003; Wolf et al. 2000). Das *höhere Lebensalter* und ein *positiver ApoE-ε4-Status* scheinen ähnlich wie bei der DAT das Risiko für eine Demenz zu erhöhen.

nichtvaskuläre Faktoren

Nichtvaskuläre Faktoren wurden vor allen Dingen in der Canadian Study of Health and Ageing und in der Rotterdam Studie untersucht (Ott et al. 1999; Hebert et al. 2000). Psychosozialer Stress in früheren Lebensabschnitten, eine geringe Bildung und der sozioökonomische Status wurden ebenso wie sportliche Aktivität als Faktoren, die das Risiko beeinflussen, besprochen (Skoog 1998; Hebert et al. 2000).

2.3 Risikofaktoren für die Lewy-Body-Demenz und Parkinson-Demenz

Klassische epidemiologische Studien, die die Häufigkeit von Risikofaktoren bei der DLB untersuchten, gibt es bisher nicht. Tendenziell spricht neben der genannten Assoziation zum Alter manches dafür, dass Männer häufiger betroffen sind (McKeith et al. 2004). Verschiedene genetische Faktoren werden analog zur DAT und Morbus-Parkinson-Forschung untersucht. Selbst wenn zu den Risikofaktoren der Parkinson-Krankheit manches bekannt ist, so sind diese ja nicht gleichzeitig Risikofaktoren für eine Demenz bei Parkinson-Krankheit (z.B. Wood 1998). Größere Untersuchungen fehlen jedoch bisher weitgehend (Mayeux 2003).

3　Pathologie und Pathophysiologie

klinikopatho-
logische Korrelation In Anbetracht des Fehlens wenig-invasiver spezifischer Nachweisverfahren wird die Demenzdiagnose immer klinisch gestellt. Bei vielen, insbesondere den degenerativen Demenzen, kann die Diagnose nur bioptisch oder erst nach dem Tod durch eine neuropathologische Untersuchung gesichert werden durch eine Übereinstimmung zwischen klinischem und korrespondierendem neuropathologischen Befund. Andererseits – gerade bei der DAT – können Pathologen heute ihre Diagnose auch nur durch die Kenntnis des prämorbiden klinischen Befundes sichern. Dies ist auch sinnvoll, wenn im Folgenden die neuropathologische Datenlage betrachtet wird. In dieser konnte ein eindeutiges Korrelat für den klinischen Befund der Demenz bis heute nicht festgelegt werden. Die Übereinstimmung zwischen klinischer Diagnose der DAT nach den etablierten Kriterien und pathologischem Befund ist jedoch heute hoch und liegt bei bis zu 90 % (Blacker et al. 1994).

> Die klinischen Befunde erlauben in der Regel eine gute Zuordnung zur betroffenen Hirnregion, oft jedoch nicht zur zugrunde liegenden Pathologie.

Dies deutet darauf hin, dass der neuropathologische Prozess einerseits und eine potenzielle regional-selektive oder systemische Vulnerabilität in ihrem Zusammenspiel diskutiert werden müssen.

vielfältige
Veränderungen Neuropathologisch zeichnen sich diese Erkrankungen durch vielfältige Phänomene aus: neuronale Schrumpfungen bzw. Atrophien, Beeinträchtigungen synaptischer Dichte, Gliosen, zusätzlich entweder neuronale oder gliale Einschlusskörperchen und Hinweise auf neuritische Alterationen. Es finden sich vielfach Hinweise auf eine Störung des neuronalen Zytoskeletts. In der Regel sind kortikale und subkortikale Verbindungen/Netzwerke betroffen, wobei insbesondere die Beeinträchtigung striatofrontaler wie auch hippokampo-kortikaler Verbindungen für die De-

menzentstehung von Bedeutung zu sein scheint. Nicht selten finden sich neuropathologische Anhaltspunkte für kombinierte Pathologien, z. B. neurofibrilläre Bündel und amyloide Plaques wie bei der Alzheimer-Erkrankung mit zusätzlichen kortikalen Lewy-Körperchen. Bezieht man diese Überlappungen mit ein, so treten Zeichen einer Alzheimer-Pathologie in 90 % aller autopsierten Gehirne auf.

Bisher ist keiner der pathologischen Befunde für eine Krankheit spezifisch.

All diese Veränderungen treten auch im normalen Alter auf, allerdings quantitativ und auch bezüglich der regionalen Verteilung unterschiedlich bei den verschiedenen Krankheitsprozessen (Jellinger 1996). Erst kürzlich konnte eine große neuropathologische Studie zeigen, dass degenerative und vaskuläre Pathologien miteinander interagieren und dass es keine klaren neuropathologischen Schwellenwerte für eine Demenz gibt (Neuropathology Group of the MRC CFAS 2001).

3.1 Pathologie und Pathophysiologie der Demenz vom Alzheimer-Typ

Neuropathologisch sind die Veränderungen im Vergleich zu gesunden Kontrollpersonen gleichen Alters umso ausgeprägter, je jünger der entsprechende Patient ist. Dies hebt die Bedeutung von neuronalen Reserven bzw. Schwellen im Krankheitsprozess hervor. Kennzeichen sind die Ablagerung von größeren Mengen von *Amyloid-Plaques sowie von neurofibrillären Tangles in temporalen Hirnabschnitten*, beginnend im entorhinalen Kortex, dem Hippokampus (insbesondere CA-1-Region) und der Amygdala. Im weiteren Prozess werden die Verbindungen dieser Regionen zum Neokortex betroffen. Dies schließt vornehmlich den frontoparietalen und parietookzipitalen *heteromodalen Assoziationskortex* ein. Diese Regionen sind für die supramodale Integration neuropsychologischer Funktionen zuständig. Die primären sensorischen und motorischen Kortexareale sind in der Regel ausgespart (s. Abb. 3.1).
Zytologisch sind insbesondere die großen Pyramidenzellen der

Plaques und Tangles

A B C

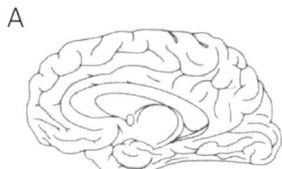 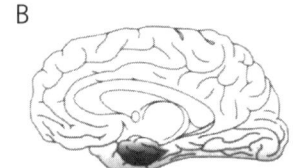 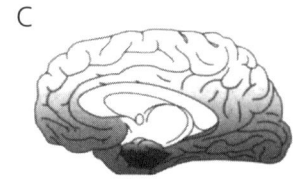

Abb. 3.1: Ausbreitung der Alzheimer-Pathologie (Braak/Braak 2002). Abb. A zeigt die Stadien I und II, die eine (klinische asymptomatische) Beschränkung der Pathologie auf den transentorhinalen Kortex zeigt. Abb. B zeigt die Stadien III und IV und die starke Betroffenheit des entorhinalen und transentorhinalen Kortex. Die klinische Manifestation beginnt beim Übergang von Stadium IV zu den Stadien V und VI, die auf Abb. C gezeigt sind. In diesen Abschnitten breitet sich die Pathologie isokortikal aus.

Laminae III und V ausgeprägt atrophiert. Während die Amyloid-Ablagerungen wenig zur Demenzschwere korrelieren, scheint die Menge und auch die topographische Verteilung von neurofibrillären Bündeln eher zum Ausmaß der neuronalen Beeinträchtigung als auch zur Demenzschwere zu korrelieren. Erst dieses letzte so genannte isokortikale Stadium und die damit einhergehende schwere Störung der interneuronalen Konnektivität korrelieren eng mit der Demenzentwicklung und weisen auf die große Bedeutung der Struktur und Aktivität neuronaler Synapsen in der Demenzentstehung hin.

Neurotransmitter

Schon sehr früh im Krankheitsverlauf tritt eine erhebliche Beeinträchtigung der *cholinergen Transmitterfunktion* mit einer Atrophie cholinerger Neurone im basalen Vorderhirn (Nukleus basalis Meynert) auf, die mit dem Ausmaß des kognitiven Defizites korreliert. Begleitend zur Verminderung der präsynaptischen cholinergen Funktionen findet sich auf der postsynaptischen Seite bei den nikotinergen Rezeptoren auch eine deutliche Reduktion, wohingegen muskarinerge Rezeptoren (vor allem vom M1-Subtyp) kaum bzw. erheblich weniger alteriert sind. Im Vergleich zum normalen Alter wird darüber hinaus auch eine *Einschränkung der noradrenergen und serotonergen Neurotransmission* beobachtet, weniger des dopaminergen Systems. Auch finden sich Hinweise auf primäre Störungen des Energie-Stoffwechsels (Arendt 2002; Braak/Braak 2002).

Amyloid

Die Bildung der neuropathologischen Kennzeichen der DAT, der Amyloid-Plaques und der neurofibrillären Bündel, sind Gegenstand intensiver Forschung: Amyloid-Plaques bestehen zu ca. 90 % aus einem 4-kDa-Polypeptid, dem Amyloid-β-Peptid (Aβ). Es hat eine Länge von 40 bis 43 Aminosäuren, der C-Terminus des Peptides kann zwischen Aminosäure 39 und 42 enden, wobei die Länge des C-Terminals von größter pathologischer Bedeutung ist. Unlösliche Aβ-42-Aggregate sind in-vitro neurotoxisch, während das lösliche monomere Molekül diese Eigenschaft nicht aufweist. Aβ ist ein Spaltprodukt des hochmolekularen Aβ-Vorläuferproteins APP (Amyloid Precursor Protein). In den letzten Jahren gelang es, Mutationen im APP-Gen nachzuweisen, die zu den seltenen genetisch vererbbaren Alzheimer-Erkrankungen führen. Der Abbau des APP erfolgt über zwei Wege. Einerseits wird APP von der Alpha-Sekretase gespalten, sodass kein Aβ-42 entsteht. Beim zweiten Abbauweg über die Beta-Sekretase wird das Aβ-Fragment nach Spaltung durch die Gamma-Sekretase gebildet. Die therapeutische Grundlagenforschung fokussiert heute auf die Hemmung der Aβ-42-Aggregation über die Beeinflussung der Sekretasen bzw. weiterer Elemente des Prozesses, sowie über Immunisierung/Impfung. Die aus diesen Befunden resultierenden Möglichkeiten der Diagnostik finden sich in Abschnitt 7.6.2.

Die neurofibrillären Bündel sind intrazelluläre Ablagerungen **Tau** paariger helikaler Filamente, die wiederum aus normalen Bestandteilen des mikrotubulären Zytoskeletts entstehen. Eine wesentliche Proteinkomponente der paarigen helikalen Filamente ist das abnorm phosphorylierte Tau (Iqbal et al. 1998). Physiologisch findet sich Tau intrazellulär, in den Axonen, dem Zytoskelett und damit dem intrazellulären Transportsystem. Dadurch kommt es zu einer Zerstörung des Zytoskeletts und damit der neuronalen Integrität. Die Aggregation bzw. Dichte der neurofibrillären Bündel korreliert stärker zur Demenzschwere als die Dichte von Amyloid-Plaques. Inwieweit beide Prozesse interferieren ist derzeit Thema intensiver Forschung (Frölich et al. 2002). Therapeutische Interventionen wurden bisher nicht abgeleitet, wohl aber diagnostische (s. Abschnitt 7.6.2).

3.2 Pathologie und Pathophysiologie der vaskulären Demenz

VaD-Formen

Nach den gegenwärtig verwendeten diagnostischen Kriterien (NINDS-AIREN, Roman et al. 1993; ICD-10, WHO 1991) sollte von einer VaD nur dann gesprochen werden, wenn zum einen eine vaskuläre Störung des Gehirnstoffwechsels nachgewiesen werden kann (insbesondere über bildgebende Verfahren) und zum anderen ein plausibler Zusammenhang zwischen Auftreten und Ausmaß dieser Störung und dem Auftreten neuropsychiatrischer Defizite besteht. Dabei können bestimmte Sonderformen beschrieben werden: Bei Vorliegen (multipler) Schlaganfallsereignisse spricht man von der *Multi-Infarkt-Demenz* im eigentlichen Sinne. Davon abzugrenzen ist die subakute (in der Regel subkortikale) vaskuläre Enzephalopathie oder *Binswanger'sche Erkrankung* (s. Abb. 3.2).

Der Unterschied zwischen lakunären Infarkten (Status lakunaris) und dem Morbus Binswanger beruht vor allem auf der Größe der verschlossenen Gefäße, wobei Übergänge zwischen beiden Syndromen vorkommen. Während Letzterer durch Verschluss von Arteriolen ≤ 150 μm entsteht, treten bei lakunären Infarkten Verschlüsse größerer Gefäße auf (400–1.000 μm).

Andere VaD-Formen sind die Demenzen nach hypoxischem Hirnschaden, nach einem einzigen Schlaganfallsereignis, insbesondere so genannten strategischen Infarkten (z. B. im Thalamus), bei Vaskulitiden und Angiopathien anderer Genese. Diastolische Hypotension bzw. Hypoxien begünstigen auch das Auftreten kognitiver Störungen.

Das *pathophysiologische Korrelat für die Demenz* ist in der Regel die durch ein oder mehrere Infarktereignisse bzw. die auch davor und danach beeinträchtigte regionale Hirndurchblutung gestörte Hirnfunktion. Hierbei spielt sowohl die Lokalisation als auch die Größe der betroffenen minderversorgten Region eine Rolle. Maßgeblich ist jedoch in jedem Falle die Beeinträchtigung der Netzwerkstruktur der Hirnfunktion. Gerade bei vaskulären Demenzen bewährt sich das Konzept einer Unterscheidung kortikaler von subkortikalen Demenzen (s. Abschnitt 6.3). Kortikale Demenzen entstehen dabei als Folge von Infarkten, die die Hirnrinde mit einbeziehen. Mehrheitlich handelt es sich dabei um thrombotische oder embolische Verschlüsse von Hirnarterien. *Komplette Infarkte* führen dabei zu Nekrosen des gesamten Ge-

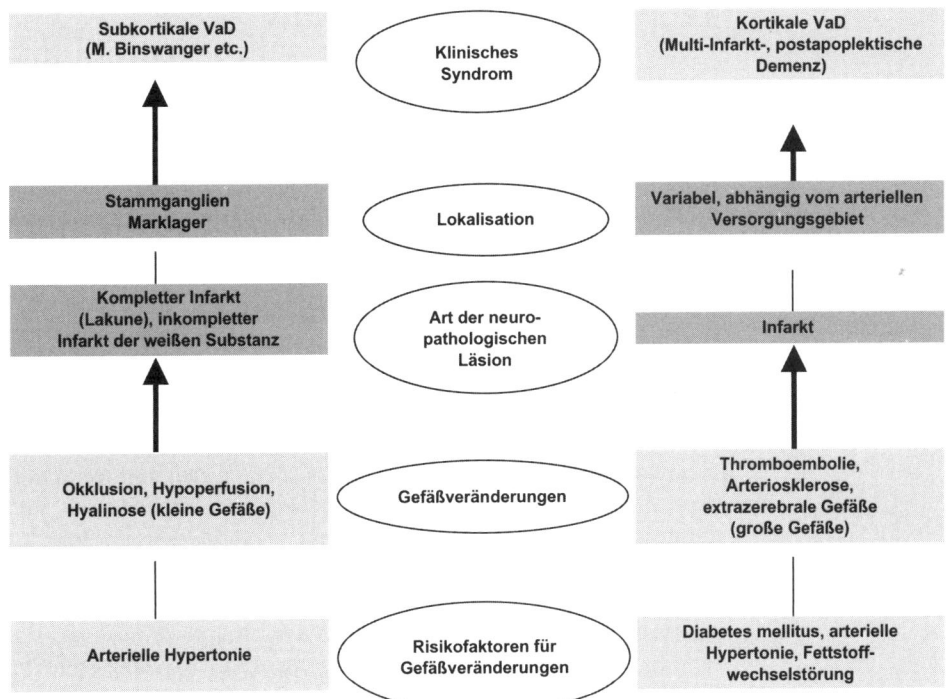

Abb. 3.2: Pathophysiologische Kaskade der vaskulären Demenzen (Wolf/Gertz 2004). Für die einzelnen taxonomischen Ebenen sind die Unterschiede zwischen kortikaler und subkortikaler vaskulärer Demenzpathologie aufgeführt.

webes, während *inkomplette Infarkte* nur selektiv die besonders empfindlichen Neuronen treffen. Gliazellen und Gefäße bleiben erhalten und organisieren die Gliose. Die subkortikale Demenz entsteht überwiegend durch einen Verschluss oder eine Minderdurchblutung von Arteriolen im Marklager oder in den Stammganglien. Vorwiegend als Folge einer arteriellen Hypertonie kommt es zu einem Verlust muskulärer und elastischer Anteile in der Gefäßwand und Ersatz durch Kollagen oder Hyalin. Diese fibrohyalinäre Sklerose führt zu Infarkten, die in der Regel klein sind (Lakunen, 2–15 mm). Mischformen aus beiden Pathologien sind häufig (Wolf/Gertz 2004).

3.3   Pathologie und Pathophysiologie der Lewy-Body-Demenz und der Parkinson-Demenz

Lewy-Körper-Nachweis

Lewy beschrieb erstmals 1912 runde, eosinophile, intrazytoplasmatische neuronale Einschlusskörper. Lange Zeit galten sie als typisch für die Parkinson-Erkrankung, wo sie vor allen Dingen in subkortikalen Strukturen (z. B. Substantia nigra, Locus coeruleus), jedoch nur sehr selten kortikal auftreten. Da kortikale Lewy-Körperchen in der klassischen Hämatoxylin-Eosin-(HE)-Färbung wesentlich blasser sind, konnten Sie erst durch später entwickelte Spezialfärbungen besser nachgewiesen und damit untersucht werden (Jellinger 1996). Die Neuentwicklung der Alpha-Synuklein-Histochemie kann die Lewy-Körperchen besser nachweisen sowie zusätzlich eine bisher wenig deutliche Neuritenbildung (Lewy-Neuriten; Spillantini et al. 1997). Diese finden sich in Hippokampus, Amygdala, Nucleus basalis Meynert, den Vaguskernen und anderen Hirnstammkernen. Neuropathologisch werden *drei Stadien (hirnstammbetont, limbisch, neokortikal)* unterschieden.

Alpha-Synuklein

Alpha-Synuklein ist ein synaptisches Protein, das normalerweise an der Vesikelproduktion und der synaptischen Plastizität beteiligt zu sein scheint. In einer unlöslichen und aggregierten Form stellt es die Hauptkomponente der Fibrillen dar, die zur Lewy-Körperchen-Bildung führen. Die Mechanismen, die zur Aggregation führen, sind derzeit noch nicht aufgeklärt. Dabei gibt es viele Hinweise, dass auch hier pathologische Phosphorylierungsprozesse eine Rolle spielen. Krankheiten mit dieser Pathologie, wozu z. B. die Multisystematrophien gehören, werden mittlerweile als *Alpha-Synukleinopathien* zusammengefasst (McKeith et al. 2004; Rampello et al. 2004)

Inwieweit die Lokalisation der Lewy-Körperchen die klinische Symptomatik bestimmt, ist umstritten – auch ob eher die Neuriten oder die Lewy-Körperchen relevant sind. So wird diskutiert, dass eine Hirnstammdominanz der Verteilung eher die extrapyramidalen Störungen triggert. Dagegen soll der Befall limbischer Strukturen eher zu psychotischen Phänomenen bzw. Halluzinationen korrelieren (Harding et al. 2002). Wie die bei der DAT beschriebenen neuropathologischen Veränderungen treten auch Lewy-Körperchen nicht nur bei der DLB auf, sondern z. B. auch bei Trisomie 21, DAT und FTD (Hamilton 2000). Meist liegt die Lewy-Körperchen-Pathologie auch nicht isoliert vor, sondern es bestehen gleichzeitig Hinweise auf eine Alzheimer-Pathologie.

Ähnlich wie bei der DAT findet sich ebenfalls ein ausgeprägtes cholinerges Defizit mit schweren neuronalen Zellverlusten im Bereich des Nukleus basalis Meynert. Zusätzlich ist das dopaminerge Transmittersystem betroffen.

Es ist damit bis heute unklar, ob es sich bei der DAT, der DLB und der Parkinson-Demenz (PDD) um jeweils separate Krankheitsentitäten handelt (z. B. PDD mit und ohne DAT, DAT mit und ohne kortikale Lewy-Körperchen etc.) oder ob es sich um ein Krankheitsspektrum handelt, bei dem die „reine DAT", die „reine DLB" und auch der Morbus Parkinson Krankheitsformen mit fließenden Übergängen darstellen. Auch auf der Ebene der Pathophysiologie sind die Interaktionen der jeweiligen Pathologien noch Gegenstand aktueller Forschung (Jellinger 1996; McKeith et al. 2004; Rampello et al. 2004). **separate Krankheitsentitäten?**

3.4 Pathologie und Pathophysiologie der frontotemporalen Degeneration

Neuropathologisch finden sich in etwa 20 % der Fälle von FTD die klassischen Pick-Körperchen (intraneuronale, argentophile Einschlusskörperchen) sowie Pick-Zellen (achromatische geschwollene Neurone in allen kortikalen Schichten; Pick-Typ der Erkrankung). Immer kommt es zu einer milden bis mäßigen astrozytären Gliose, einem neuronalen Zellverlust und spongiformen Veränderungen, insbesondere in den kortikalen Schichten I bis III frontal und/oder anterotemporal. Häufig finden sich Veränderungen in Striatum, Amygdala und Hippokampus. In der weißen Substanz, regional korrelierend zur Veränderung der grauen Substanz, wird eine moderate astrozytäre Gliose beobachtet. Bei Beteiligung der Motoneurone findet sich eine Degeneration der spinalen, vor allem zervikalen und thorakalen Motoneurone, aber auch in der Substantia nigra und z. B. im Hypoglossuskern. Die cholinerge Aktivität im Neokortex scheint nicht beeinträchtigt.

Die Erkrankung tritt oft asymmetrisch und lobär, eben in den frontalen und/oder temporalen Hirnregionen, auf. Bei einer linksseitigen kortikalen Beteiligung treten Sprachstörungen eher auf, während bei rechtsseitiger Betonung Störungen von Sozialverhalten und Stimmung vorherrschen (The Lund and Manchester Group 1994; Jellinger 1996).

3.5 Pathologie und Pathophysiologie seltener Demenzen

Normaldruck-hydrozephalus

Das „klassische" Zeichen des *Normaldruckhydrozephalus (NPH)* sind Hinweise auf einen kommunizierenden Hydrozephalus und eine proportionierte ventrikuläre Erweiterung, die im Kontrast zu fehlenden kortikalen Atrophiezeichen – insbesondere einem engen Interhemisphärenspalt – stehen. Es bestehen Diskrepanzen zwischen engem vierten und weitem dritten Ventrikel. Die Fissura hippokampi ist nur bei PatientInnen mit kognitiver Beeinträchtigung erweitert und damit gleichzeitig möglicher Hinweis auf eine Alzheimer-Pathologie, was inzwischen durch autoptische bzw. bioptische Studien belegt werden konnte (Hebb/Cusimano 2001; Bret et al. 2002). Zudem findet sich eine Verschmälerung des Corpus callosum bzw. die Ausdehnung der Rezessus des dritten Ventrikels nach kaudal. Typischerweise besteht im kammernahen Hirngewebe eine Umkehrung des Bulk Flow. Die geringere Fähigkeit der Ventrikel, sich infolge der systolischen Ausdehnung des Choroidplexus zu erweitern, führt zu einem relativen Anstieg der Liquorzirkulation.

Morbus Wilson

Der *Morbus Wilson* beruht auf einer autosomal rezessiv vererbten (Chromosom 13; 13q14.3) Kupferstoffwechselstörung. Dieses Gen ist mit 1:180 bis 500 allerdings wiederum relativ häufig. Seltener sind erworbene symptomatische Formen bei Leberfunktionsstörungen oder eine medikamentös induzierte Form. Neurobiologisch kommt es zu Kupferablagerungen, insbesondere in Leber, im gesamten Zentralnervensystem (ZNS), in Cornea, Nieren und Knochen. Daraus resultieren Zellnekrosen und auch reaktive Fibrosen. Im ZNS finden sich die Astrozytosen und ein spongiöser Zerfall vor allem im Putamen, Globus pallidus, Nucleus caudatus, Nucleus subthalamicus, Nucleus ruber und Substantia nigra. Das Striatum ist in der Regel verschmälert. Es ist zu bedenken, dass die klinischen Symptome einerseits eine direkte Folge der toxischen Kupferablagerung im Gehirn sein können, andererseits jedoch auch eine Folge einer hepatischen Enzephalopathie (Langner/Denk 2004; Fehlow 1997).

Chorea Huntington

Die *Chorea Huntington* beruht auf einer genetischen Mutation am Chromosom 4, was heute diagnostisch verwertet wird (Gusella et al. 1993). Neurobiologisch findet sich in der Regel eine Atrophie insbesondere im Bereich des Caput N. caudati, weniger ausgeprägt im Globus pallidus und Thalamus. Konsekutiv kommt es zu einer Erweiterung der vorderen Seitenhörner. Der kortikale Volumenverlust kann bis zu 20 % umfassen, insbesondere in den Zellschichten 3, 5 und 6 (Sotrel et al. 1991). Eine Reihe von Neurotransmittern und auch ihre synthetisierenden Neurone – insbesondere GABAerge, glutamaterge und cholinerge – sind vermindert, ebenso wie eine Reihe von Neuropeptiden. Bedeutsam ist, dass die GABAerge Störung bereits früh, die cholinerge Störung eher erst spät auftritt.

Bei der *Creutzfeldt-Jakob-Krankheit (CJD)* ist das neurobiologische Ausmaß atrophischer Veränderungen ausgesprochen variabel. Histologisch finden sich die deutlichsten Veränderungen in der grauen Substanz, insbesondere im Kortex, gefolgt von N. caudatus, Putamen, Thalamus, oberem Hirnstamm und der Molekularschicht des Zerebellums. Typischerweise findet man eine spongiforme Degeneration mit neuronalem Zellverlust und reaktiver Astrozytose. Zusätzlich kann man Amyloid-Plaques finden, die jedoch klar von denen bei der DAT zu unterscheiden sind. Es finden sich keinerlei Zeichen einer Immun- oder Entzündungsreaktion. Die weiße Substanz ist nicht betroffen (Hansen 1997; Budka et al. 1995).

Creutzfeldt-Jakob-Krankheit

4 Demenz und Depression

Die Depression wird als Risikofaktor und Symptom einer Demenz diskutiert. Deswegen soll in diesem Buch an dieser Stelle – zwischen Ätiologie und klinischen Befunden und Diagnostik – das Thema zusammenfassend besprochen werden.

Pseudodemenz Depressionen und Demenzen sind die beiden häufigsten psychischen Erkrankungen im höheren Lebensalter. Schon allein deshalb treten sie gehäuft miteinander auf. Es spricht jedoch einiges dafür, dass es enge Wechselbeziehungen zwischen beiden Erkrankungen gibt. Aus dem Grunde wurde insbesondere in diesem Feld die Diskussion um die „Pseudodemenzen" immer wieder geführt.

> Der Begriff „Pseudodemenz" sollte heute nicht mehr verwendet werden.

Historisch leitet er sich aus Beschreibungen von Konversionssyndromen ab und impliziert, dass die kognitiven Symptome nicht objektivierbar und vollständig reversibel sind. Genau dies ist jedoch weder bei den kognitiven Störungen bei Depressionen der Fall noch gilt es für die „Pseudodepressionen" bei Demenzen (Stoppe/Staedt 1993).

Schwelleneffekte Eine beginnende hirnorganische Erkrankung scheint die Schwelle für das Entstehen einer Depression zu senken. Diese Hypothese wird derzeit auch für andere psychische Erkrankungen mit späterer Erstmanifestation, z. B. maniforme Erkrankungen oder auch schizophrene Psychosen geprüft (Stoppe 2000; Moorhead/Young 2003). Andererseits kann natürlich auch das Erleben von Einschränkungen der kognitiven Funktionen zu einer Verarbeitung mit Depressionen führen, auch zu einer höheren Suizidalität (Vinkers et al. 2004). Immer wieder wurde die Diskussion jedoch auch so geführt, dass in der Vergangenheit aufgetretene Depressionen das Risiko für eine Demenzerkrankung erhöhen können (Jorm et al. 1991; Jorm 2001). Im Folgenden sollen deshalb die verschiedenen Aspekte beleuchtet werden.

4.1   Depressionen als Risikofaktor einer Demenz

Zunächst einmal muss bei den entsprechenden epidemiologischen Studien berücksichtigt werden, dass bei Feldstudien mit großer Fallzeit in der Regel mit Instrumenten gearbeitet wird, die depressive Syndrome herausfinden. Dies bedeutet jedoch nur, dass das Vorliegen einer Depression wahrscheinlich ist, nicht jedoch dass automatisch jeder, der einen bestimmten Skalengrenzwert überschreitet, eine Depression im eigentlichen Sinne hat. So wird z. B. häufig die so genannte CES-D-Skala (Center of Epidemiological Studies Depression; Radloff 1977) verwendet, für die wie auch für andere Instrumente gezeigt werden konnte, dass noch nicht einmal die Hälfte der positiven Fälle die Kriterien einer Depression im eigentlichen Sinne erfüllen würde. Dies kann bedeuten, dass Effekte von schweren oder familiären oder im Rahmen einer bipolaren Störung auftretenden Depressionen nicht deutlich werden, somit maskiert bleiben.

Initial wurde eine Erhöhung des Demenzrisikos bei Personen gefunden, die in ihrem Leben an einer Depression erkrankt waren. In Folge konnte in Reanalysen gezeigt werden, dass dieser Effekt mit dem Abstand zwischen Depression und Demenzbeginn abnahm (Jorm 2001). Dies deutete bereits darauf hin, dass nur bestimmte Depressionen das Risiko erhöhten, mithin als Prädiktor oder auch Frühmanifestation einer demenziellen Erkrankung infrage kommen. Untersucht man kritisch die vorhandenen Längsschnittstudien, so zeigt sich relativ konsistent, dass *PatientInnen, die im höheren Lebensalter eine Depression mit zusätzlichen kognitiven Störungen aufweisen*, in mehrjährigem Verlauf ein erhöhtes Risiko zeigen, tatsächlich an einer Demenz zu erkranken. Dies zeigte sich natürlich besonders bei der Klientel von Memory-Kliniken, durchaus aber auch in großen epidemiologischen Längsschnittsstudien Ende der 90er Jahre (Dufouil et al. 1996; Bassuk et al. 1998; Vinkers et al. 2004; Alexopoulos et al. 1993).

Depression und kognitive Störung

Gleichzeitig sind Depressionen, die im höheren Lebensalter ohne kognitive Störungen einhergehen, nicht mit einem höheren Risiko für eine Demenzentwicklung verbunden. Dies scheint jedoch auch besonders vom Profil der kognitiven Funktionsstörungen abzuhängen. Je näher die kognitive Funktionsstörung der einer Demenz ist (z. B. Störungen des Gedächtnisses, des verzögerten Abrufes, der Aufmerksamkeit), umso wahrscheinlicher scheint eine Demenzentwicklung zu sein. Depressionen, die sich durch ein „emotionales Vulnerabilitätssyndrom" besonders unter Stress zeigen, scheinen ebenfalls eher einer Demenz vorauszugehen (Visser et al. 1998).

Depressionen mit spätem Beginn

Eine besondere Rolle spielen somit *Depressionen mit spätem Beginn* (in der zweiten Lebenshälfte), d. h. Patienten und Patientinnen, die nach dem 50. Lebensjahr erstmals erkranken. Diese Depressionen, die früher auch als Involutionsdepressionen klassifiziert wurden, hatten schon seit den 70er Jahren besondere Verlaufscharakteristika aufgewiesen, z. b. eine geringere familiäre Disposition oder häufigere Atrophien in ersten CT-Untersuchungen (Abas et al. 1990; Lesser et al. 1994).

In diesem Kontext wenig fokussiert wurde bisher das *Wechselspiel zwischen Depressionen, zerebrovaskulären Erkrankungen und Demenzentwicklung*. Seit den 90er Jahren wurde in Untersuchungen beschrieben, dass PatientInnen mit kleineren vaskulären Läsionen im Marklager ein höheres Risiko hatten, im Alter an einer Depression zu erkranken (Tiemeier 2003). Gleichzeitig konnte inzwischen gezeigt werden, dass Depressionen lebenslang das Risiko für kardio- und zerebrovaskuläre Erkrankungen und die konsekutive Mortalität erhöhen (Sesso et al. 1998). Somit können Depressionen einerseits zur Entwicklung zerebrovaskulärer Erkrankungen beitragen und werden dann wiederum durch diese Erkrankungen in Ihrer Entstehung gefördert. Somit spielen sie in der Entwicklung vaskulärer Demenzen als Risikofaktor, aber auch als häufiges Symptom eine wesentliche Rolle (Kotila et al. 1999; Beekman et al. 1998).

4.2   Depression bei Demenz

häufig bei subkortikalen Demenzen

Schon aufgrund einer so genannten syndromatischen Überlappung kommt es häufig zu depressiven Symptomen bei Demenzen. Dies gilt vor allen Dingen für subkortikale Demenzen, z. B. vaskuläre oder auch Demenzen bei Parkinson- oder Huntington-Erkrankung. Die Häufigkeitsangaben schwanken, je nachdem ob ein Expertenurteil oder das Votum der Angehörigen bzw. die Selbstauskunft der Betroffenen herangezogen wird. Während bis zu 90 % aller Dementen mindestens ein depressives Symptom haben, betreffen Depressionen etwa jeden Vierten mit DAT und bis zu jedem zweiten Patienten mit Parkinson-Demenz oder VaD (Burns et al. 1990a; Stoppe 2000).

Hierbei zeigt sich, dass die Depressionen bei einer Demenz **andere** eine andere Symptomatik haben. In einer frühen Demenz finden **Symptomatik** sich häufig Syndrome, die am ehesten im Sinne einer emotionalen Irritabilität beschrieben werden können: Herabgestimmtheit, Ängstlichkeit und Sorgen insbesondere unter Stress und rasche Aufheiterung bei Nachlassen der Anforderung. Dagegen finden sich in späteren Demenzstadien Syndrome, die vorwiegend mit Störungen von Antrieb, Initiative und Konzentration gekennzeichnet sind (Haupt et al. 1995; Forsell et al. 1993). *Die Kriterien einer schweren (majoren) Depression werden eher selten erfüllt* (Cummings/Victoroff 1990; Migliorelli et al. 1995). Schwere Depressionen erleiden in der Mehrheit PatientInnen, die auch in früheren Lebensabschnitten bereits Depressionen hatten und eine familiäre Disposition zu Depressionen aufweisen. Somit liegt der Verdacht nahe, dass eine (von der Demenz unabhängige) Disposition zu Depressionen auch bei Vorliegen einer Demenz zum Auftreten von Depressionen führen kann, die dann auch ein schwereres Ausmaß haben. Typischerweise findet sich jedoch keine Korrelation zwischen dem Ausmaß einer Depression und der Schwere der Demenz (Stoppe 2000).

Zur *Neurobiologie* der Depression bei Demenz gibt es bisher **Neurobiologie** eher wenige Untersuchungen. Diese fokussierten zum einen auf die bereits beschriebenen vaskulären Faktoren, zum anderen auf die Konzentration von Neurotransmittern. Dabei scheint insbesondere eine relativ zur cholinergen Neurotransmission besonders reduzierte noradrenerge, evtl. auch dopaminerge Transmitteraktivität von Bedeutung zu sein (Zubenko et al. 1996; Förstl et al. 1992). Einige Untersuchungen setzten den in der Stressforschung bekannten Dexamethason-Supressions-Test ein und kamen erwartungsgemäß zu inkonsistenten Ergebnissen (Gottfries et al. 1994; Emery/Oxman 1992). Schließlich sind sowohl bei vielen Depressionen als auch bei Demenzen pathologische Ergebnisse in diesem Test beschrieben worden, sodass hier die Trennschärfe nicht sehr hoch war. Humangenetische Untersuchungen, z. B. zum ApoE-Status unterstützen weiter den bereits klinisch-epidemiologisch erhobenen Befund, dass Depressionen und Demenzen grundsätzlich getrennte Entitäten sind, die jedoch eine ausgeprägte Interaktion eingehen (Heun et al. 2001; 2002).

Zur *Differentialdiagnose* wird unter Abschnitt 6.7 Stellung genommen. Angaben zu den speziellen *Skalen* zur Messung der Depressionsschwere bei Demenz finden sich unter Abschnitt 7.6.1.

5 Klinik und Verlauf

Im Folgenden sollen die klinischen Charakteristika der häufigen und einiger für die Differentialdiagnose wichtiger Demenzen zusammengefasst werden. Auf die Darstellung sehr seltener Demenzen – erst recht wenn das demenzielle Syndrom eines von mehreren potenziellen Krankheitssymptomen ist – wird hier verzichtet. Dazu sei auf umfangreichere Fachbücher verwiesen (z. B. Beyreuther et al. 2002).

5.1 Klinik und Verlauf der Demenz vom Alzheimer-Typ

allmählich progredienter Verlauf

Die Krankheit verläuft als allmählicher, schleichender Prozess. Auffällig ist eine Störung der Informationsverarbeitung. Bereits in frühen Krankheitsstadien sind die Aufmerksamkeitskapazität und die geteilten Aufmerksamkeitsleistungen beeinträchtigt (Calabrese 2000). Sozialer Rückzug, Initiativlosigkeit, emotionale Irritabilität, auch depressive Verstimmungen, kennzeichnen auf der emotionalen Ebene ein möglicherweise sehr frühes Erkrankungsstadium (s. Abschnitt 4.2; s. Kasten 5.1 und 5.2).

kognitive Störungen

Es kommt zu *Gedächtnisstörungen*, derart, dass zwar die kurzfristige Behaltensleistung relativ lange erhalten bleibt, aber die Fähigkeit, die Information länger zu behalten und auch mit anderen schon vorhandenen Gedächtnisinhalten in Beziehung zu setzen, schon früh gestört ist (Morris 1994). Während vor allem personengebundene Gedächtnisinhalte aus dem Langzeitbereich lange erhalten bleiben, sind nicht personengebundene verbale Gedächtnisleistungen von einem kontinuierlichen Abbau betroffen. Zusätzlich scheint das deklarative Gedächtnis stärker betroffen als das implizite, d. h. nicht willentlich oder bewusst abrufbare Gedächtnis. Dies kann differentialdiagnostisch gegenüber so genannten subkortikalen Demenzen genutzt werden.

Auch hierbei sind vor allem sprachgebundene Leistungen beeinträchtigt. Die *Sprache* wird weniger flüssig, Benennungsfehler bzw. -schwierigkeiten treten auf. Klinisch sind die Antworten weniger präzise, und der Informationsgehalt der Sprache nimmt ab. Das Lernen und die Konzeptbildung sind erheblich beeinträchtigt. Störungen der Zahlenverarbeitung (z.B. Transkodieren; Kessler/Kalbe 1996), der räumlichen Wahrnehmung und der visuokonstruktorischen Kompetenz treten auf, z.B. Probleme beim Abzeichnen einer räumlichen Figur. Fehler bei Alltagshandlungen wie Ankleiden, Haushalt, Orientierungsstörungen etc. häufen sich entsprechend.

- Konzentrationsstörungen

- Überforderungsgefühl

- Rasche Erschöpfbarkeit

- Depressivität

- Antriebsarmut

- Interesselosigkeit

- Diffuse Ängste

Kasten 5.1: Klinische Kennzeichen einer beginnenden Demenz vom Alzheimer-Typ. Die Beschwerden sind initial häufig unspezifisch und lassen eine breite Differentialdiagnose zu, was die Frühdiagnose erschwert.

In der Regel erst in fortgeschrittenerem Stadium kommt es zu **nichtkognitive** *Verhaltensstörungen* mit Aggression – verbalen aber in etwa je- **Störungen** dem fünften Fall auch körperlichen –, wahnhaften Störungen mit illusionären Verkennungen oder paranoiden Symptomen. Die wissenschaftliche Literatur fasst die Vielfalt dieser Symptome gern als *BPSD* (behavioural and psychological symptoms of dementia) zusammen. Dies führt jedoch, je nachdem welche Symptome wie erfasst wurden, zu erheblichen Unterschieden bei den Studienresultaten. Auch inkludieren manche Autoren depressive Symptome wie Rückzug und Angst, andere nicht. So treten wahnhafte Störungen bei etwa 40%, Agitation in 40 bis 90%, verbale und körperliche Aggressionen bei 20 bis 40% der PatientInnen auf (Burns et al. 1990b; Merriam et al. 1988). Gerade Misstrauen und psychotische Symptome können die Folge einer Fehlerfassung der Umweltsituation sein und entsprechend mit zunehmender Demenz häufiger werden. Die Konzeptualisierung könnte Hinweise auf die Behandelbarkeit geben, zeigen sich doch oft schlechte Ergebnisse einer Neuroleptikabehandlung (Yeager et al. 1995; Stoppe et al. 1999a; Stoppe/Staedt 1999). Dabei treten auch besondere *Missidentifikationssyndrome* auf, vor allem das Spiegelzeichen, das Capgras-Syndrom, seltener das Fregoli- oder Intermetamorphose-Syndrom (Förstl et al. 1993; Schröder 2000). Diese Syndrome seien kurz beschrieben:

- *Spiegelzeichen:* Die Betroffene erkennt sich selbst im Spiegel nicht.
- *Capgras-Syndrom:* Eine wichtige Bezugsperson wird als Betrüger oder „Double" eingeordnet.
- *Fregoli-Syndrom:* Bei (fremden) Personen handelt es sich um verkleidete Angehörige. Das Syndrom wurde nach einem italienischen Schauspieler und Verwandlungskünstler benannt.
- *Intermetamorphose-Syndrom:* Der Betroffene nimmt an, andere hätten ihre Identität getauscht.

Es treten *Angst, Unruhe* und *Verwirrtheitszustände* auf, die intraindividuell relativ monomorph und zeitstabil sind (Haupt et al. 1998). *Stereotype Bewegungsmuster* mit Wandern, Räumen, aber auch Schreien treten in Spätstadien bei 30 bis 70 % der Patientinnen und Patienten auf. In den letzten Krankheitsabschnitten sind auch Myoklonien und epileptische Anfälle beschrieben. Durch das frühe Betroffensein des Nucleus suprachiasmaticus, der in enger Beziehung zum Nucleus basalis Meynert steht und im Rahmen biologischer Rhythmen Zeitgeberfunktionen hat, werden auch *zirkadiane Rhythmen,* Vigilanz, Aufmerksamkeit und Schlaf-Wach-Rhythmus beeinträchtigt (Kurz 2002). Pflegerisch sind bereits ab mittleren Krankheitsstadien auch Beeinträchtigungen der Kontinenz von Relevanz. Auf die Bedeutung dieser Symptome wird in den Abschnitten zur Therapie noch detaillierter eingegangen.

■ Vorliegen einer Demenz;

■ schleichender Beginn mit progredienter Verschlechterung.

■ Die kognitiven Einbußen können nicht zurückgeführt werden auf:
  – andere Erkrankungen des Zentralnervensystems, die fortschreitende Defizite in Gedächtnis und Kognition verursachen (z. B. zerebrovaskuläre Erkrankungen, subdurale Hämatome, Hirntumoren, Normaldruckhydrozephalus),
  – systemische Erkrankungen, die eine Demenz verursachen können (z. B. Hypothyreose, Neurolues, HIV-Infektion),
  – substanzinduzierte Erkrankungen.

■ Bei Erkrankungsbeginn vor dem 65. Lebensjahr: präseniler Beginn.

■ Bei Erkrankungsbeginn nach dem 65. Lebensjahr: seniler Beginn.

Kasten 5.2: Kriterien für die Diagnose der DAT nach ICD-10 und DSM-IV (gekürzt). Sie definieren die DAT im Sinne einer Ausschlussdiagnose. Eine sichere Demenz kann nach gegenwärtigem Verständnis erst angenommen werden, wenn neuropathologisch (posthum) bzw. bioptisch ein Zusammenhang zur korrespondierenden Neuropathologie hergestellt werden konnte.

5.2   Klinik und Verlauf der vaskulären Demenz

Entsprechend der variablen Pathophysiologie (s. Abschnitt 3.2) findet sich ein uneinheitlicher Beginn, in der Regel subakut bis akut, mitunter schleichend. Wichtig für die Diagnose ist der zeitliche Kontext und der plausible Zusammenhang zu einem ischämischen Ereignis (nach den NINDS-AIREN-Kriterien z. B. innerhalb von 3 Monaten nach einem Insult). Letzteres muss mit bildgebenden Verfahren nachgewiesen werden. Typischerweise findet sich oft ein *fluktuierender Verlauf, vorübergehende Remissionen*, auch *Plateaubildungen*. Nachdem subkortikale Strukturen infolge ihrer Wasserscheidenfunktion in der zerebralen Blutversorgung häufig beeinträchtigt sind, finden sich in der Regel entsprechende neuro(psychologische) Störungsmuster (s. Abschnitt 6.3). Dies bedeutet ein Vorwiegen von Störungen der Informationsverarbeitungsgeschwindigkeit, der gedanklichen Flüssigkeit und der Bewältigung von Interferenzaufgaben. Damit sind im Vergleich zur DAT mnestische Störungen und auch korti-

variabler Verlauf

kale Funktionsstörungen (z. B. Aphasien, Apraxien) oft nicht so ausgeprägt. Neuerdings versucht man, dem durch die Operationalisierung einer „vaskulären kognitiven Störung" Rechnung zu tragen (O'Brien et al. 2003). Häufig (bis zu 50 %) finden sich *depressive Verstimmungen*. In der Regel treten *fokale neurologische Symptome* auf, oft in Form bulbärer Störung mit Dysarthrie oder auch Schluckstörungen. Nicht selten tritt schon früh eine Harninkontinenz auf (Roman et al. 1993; 2002; Hamann/Liebetrau 2002).

diagnostische Kategorien

Die *diagnostischen Kategorien* versuchen, dieser Heterogenität Rechnung zu tragen. Alle dazu bisher entwickelten Konzepte haben das Problem der Komorbidität mit der Alzheimer-Pathologie. International durchgesetzt haben sich die Kriterien der NINDS-AIREN (Roman et al. 1993). Ähnlich gut werden auch die Kriterien des DSM-IV und die der US-amerikanischen Alzheimer Disease Diagnostic and Treatment Centers (ADDTC) eingeschätzt (APA 1994; Chui et al. 1992; Wolf/Gertz 2004; s. Kasten 5.3).

■ Vorliegen einer Demenz,

■ typischerweise plötzlicher Beginn und schrittweise Verschlechterung mit fluktuierendem Verlauf

■ neurologische Herdzeichen und -symptome (z.B. Paresen einer Extremität, positives Babinski-Zeichen, Gangstörung) oder

■ Hinweise aus der Anamnese, dem körperlichen Befund und den technischen Zusatzuntersuchungen für eine bedeutsame zerebrovaskuläre Erkrankung, die als ursächlich für das Störungsbild eingeschätzt werden.

Kasten 5.3: Kriterien für eine vaskuläre Demenz (VaD) nach ICD-10 und DSM-IV (gekürzt). Entscheidend ist der plausible Nachweis eines Zusammenhangs zwischen vaskulärem Ereignis und Demenzentstehung.

5.3 Klinik und Verlauf der Lewy-Body-Demenz und der Parkinson-Demenz

Kernsymptome

Die Krankheit beginnt in der Regel im höheren Lebensalter und schreitet bei allmählichem Beginn mit variabler Progressionsgeschwindigkeit fort. Hierzu liegen noch keine Daten vor, zumal ja auch ein klinisches Kontinuum zwischen DAT, Parkinson-Demenz (PDD) und DLB diskutiert wird (s. Abschnitt 3.3; Emre 2003; McDonald et al. 2003; McKeith et al. 2004). Die *klinischen Kernsymptome* sind eine fluktuierende kognitive Beeinträchtigung, wiederkehrende visuelle Halluzinationen sowie extrapyramidale Störungen in Form eines Parkinson-Syndroms. Mittlerweile konnte ein *Konsensus* erarbeitet und verfeinert werden, der im Kasten 5.4 dargestellt ist (s. a. Abschnitt 1.3).

Diagnose eines Demenzsyndroms: Progressive kognitive Verschlechterung mit einer Ausprägung, dass soziale Funktionen beeinträchtigt sind. Dabei tritt die Gedächtnisstörung nicht bzw. nicht immer früh im Krankheitsverlauf auf. Defizite in Aufmerksamkeits- und visuospatialen Leistungen bestimmen das Bild.

Kern- bzw. obligate Symptome:
liegen mindestens zwei vor: wahrscheinliche DLB
liegt eines vor: mögliche DLB

- Fluktuierende kognitive Funktionen mit erheblicher Schwankung der Aufmerksamkeit und Wachheit.
- Wiederkehrende visuelle Halluzinationen, typischerweise detailliert und lebendig.
- Spontane Symptome eines Parkinson-Syndroms.

Unterstützende Kennzeichen:
- Wiederholte Stürze
- Synkope
- Vorübergehender Bewusstseinsverlust
- Neuroleptische Sensitivität
- Systematisierter Wahn
- Andere Halluzinationen (akustisch, olfaktorisch etc.)
- REM-Verhaltensstörung
- Depression

Gegen die Annahme einer DLB sprechen:
- eine Schlaganfallsanamnese,
- eine andere Hirnerkrankung, die die kognitive Funktion beeinträchtigen kann.

Kasten 5.4: Klinische Diagnose der wahrscheinlichen und möglichen Demenz vom Lewy-Körperchen-Typ (DLB). Ergebnis mehrerer Konsensuskonferenzen (McKeith et al. 1993; 1996; 2004).

Der *Konsensus* zeigt eine hohe Spezifität, seine Sensitivität ist jedoch problematisch. Die Fallvalidation ist auch dadurch beeinträchtigt, dass es heute noch keine definierten neuropathologischen Kriterien für die DLB gibt. Die klinischen Zeichen der DLB und der PDD sind weitgehend ähnlich, weshalb sie auch hier zusammen betrachtet werden. Unterschieden werden sie heute letztendlich aufgrund einer kritisch zu bewertenden *Ein-Jahres-Regel*. Beginnt die Demenz innerhalb von einem Jahr nach Beginn der extrapyramidalen Symptome, spricht man von einer DLB, beginnt sie danach, von einer PDD.

Kognition Die *kognitiven Beeinträchtigungen* zeigen eine Kombination von kortikalen und subkortikalen neuropsychologischen Defiziten. Es finden sich in der Regel erhebliche Defizite von Aufmerksamkeit und visuospatialen Funktionen. Bei sonst gleicher Demenzausprägung sind PatientInnen mit DLB/PDD in diesen Bereichen vergleichsweise schlechter als PatientInnen mit DAT. Dagegen schneiden sie in sprachlichen Aufgaben, z. B. der verbalen Flüssigkeit, besser als diese ab (Doubleday et al. 2002). *Fluktuationen* der kognitiven Funktionen treten in 50 bis 75 % der Fälle auf und variieren über Minuten, Stunden oder auch Tage. Dadurch wird die Abgrenzung zur vaskulären Demenz oft schwierig. Fehlen (s. u.) extrapyramidale Störungen zu Beginn, liegt hier eine Hauptquelle von Fehldiagnosen.

Psychopathologie *Psychopathologische Zeichen* treten schon früh auf und sind oft der erste Zuweisungsgrund. Es finden sich Apathie, Angst und wahnhafte Verkennungen und oft schon früh visuelle Halluzinationen. Diese sind typischerweise lebendig, farbig, dreidimensional und gewissermaßen schweigende belebte Objekte. Zur Erklärung formulierten Barnes und Mitarbeiter (2003) die Hypothese, dass es hier zu einer Kombination aus intakter Bildgenerierung einerseits und fehlerhaftem Verarbeiten von Umgebungsreizen andererseits kommt. Die psychiatrischen Symptome sind sehr stabil und halten oft über Wochen an (Ballard et al. 2001).

EPMS Neurologischerseits imponieren *extrapyramidale Störungen* in 25 bis 50 % der Fälle bei Diagnosestellung, im gesamten Verlauf in etwa 75 % der Fälle. Das Fehlen bzw. das Nichterkennen (auch leichterer) extrapyramidaler Störungen scheint der Hauptgrund für nicht diagnostizierte DLB (McKeith et al. 2004). Im Vergleich zum Morbus Parkinson finden sich bei DLB seltener Tremor, Rigor und Akinese als mehr dopaminmodulierte Störungen. Dafür treten Haltungs- und Gangabnormalitäten auf, die weniger dopaminerg moduliert sind. Die Fortschreitensgeschwindigkeit ist gleich wie bei der PDD. Eine besondere Empfindlichkeit auf (konventionelle) Neuroleptika, die die Dopamin-2-Rezeptoren blockieren, wird als *neuroleptische Sensitivität* beschrieben und gilt als eines der Kernsymptome in der Differentialdiagnose zu anderen Demenzen (McKeith et al. 2004; Rampello et al. 2004).

Typischerweise treten bei dieser Erkrankung Störungen des Schlafes und autonomer Funktionen auf. Beim Schlaf ist die schon oft Jahre vorausgehende *REM-Verhaltensstörung* besonders eindrucksvoll. Dies ist eine Störung mit lebendigen und ängstigenden Träumen und einem motorischen Ausagieren dieser Trauminhalte. Pathophysiologisch vermutet man eine fehlende Unterbrechung der in diesem Schlafstadium auftretenden – cholinerg modulierten – Atonie. Es wird vermutet, dass diese Schlafstörung auch die Fluktuation mittriggert (Ferman et al. 2002). **Schlafstörungen**

Die *autonomen Funktionsstörungen* sind häufig und in 65 % Ursache der Stürze, die bei dieser Erkrankung oft auftreten. Es handelt sich sowohl um Folgen einer orthostatischen Hypotonie als auch eines hypersensitiven Carotis Sinus. Eine Harninkontinenz tritt im Vergleich zu Fällen von DAT eher früher auf.

5.4   Klinik und Verlauf der frontotemporalen Degeneration

Unter dieser Bezeichnung wird inzwischen eine Gruppe von Erkrankungen zusammengefasst, die gemeinsam haben, dass sie eine lobäre, vorwiegend frontale, oft symmetrische, und auch temporale Atrophie aufweisen. Die klinischen Symptome hängen von den betroffenen Regionen ab (s. Abschnitt 3.4; The Lund and Manchester Group 1994). Aus historischen und klinischen Gründen wird eine Unterteilung in mehrere Hauptgruppen vorgeschlagen, unter anderem:

- Die kortikobasale Degeneration (CBD)
- Der Morbus Pick
- Die frontotemporale Degeneration ohne Pick-Körperchen
- Die (seltene) Assoziation mit einer Motoneuron-Erkrankung (FTD-MND)

Frontallappen-symptome

Klinisch stehen am Beginn der Erkrankung *Störungen von Stimmung und Sozialverhalten*, während Orientierung und Gedächtnis lange Zeit erhalten sind und damit die Demenzkriterien oft erst im späteren Krankheitsverlauf erfüllt werden. Bereits früh finden sich Frontallappensymptome wie Apathie, Antriebsstörungen, gehobene oder depressive Stimmung, Distanzlosigkeit, Minderung von Kontroll-, Kritik- und Urteilsfähigkeit. Familienangehörige geben an, dass sich oft noch vor dem Auftreten dieser Symptome diätetische Veränderungen eingestellt haben mit einer besonderen Gier nach Kohlehydraten (in etwa 80 % der Fälle) und einer signifikanten Gewichtszunahme. Neben dieser *Hyperoralität* treten *Stereotypien* und Perseverationen im Verhalten auf.

Typisch ist eine progressive exekutive *Sprachstörung* mit Mutismus, bei eher temporalem Verlauf gibt es aber auch flüssige Aphasien vom Wernicke-Typ. Bezüglich des Gedächtnisses finden sich vorwiegend Abrufschwierigkeiten. Im Unterschied zur DAT sind die räumliche Orientierung und Praxis bei der FTD in der Regel lange erhalten. Relativ früh im Krankheitsverlauf kann es zum Auftreten von *Inkontinenz* und primitiven Reflexen sowie zu einem eher niedrigen oder labilen Blutdruck kommen. *Motorische Störungen* wie Rigidität, Akinese oder Zeichen einer Affektion der Motoneuronen unterstützen die Diagnose (s. Kasten 5.5).

Die Diagnose der FTD ist klinisch schon allein deshalb relevant, weil sich hierbei neurobiologisch kein wesentliches cholinerges Defizit findet. Somit ist anders als bei der DAT und der DLB ein Profit von Cholinesterasehemmern kaum zu erwarten. Darauf wird auch zurückgeführt, dass sich das EEG im Gegensatz zur DAT und DLB oft nicht von normalen Vergleichsgruppen unterscheidet und auch keine zerebralen Krampfanfälle auftreten. Gerade bei den frühen affektiven Symptomen der relativ jungen PatientInnen kann der organische Hintergrund oft übersehen werden (The Lund and Manchester Group 1994; Diehl/Kurz 2002; Benke/Donnemiller 2002).

Diagnostische Kernsymptome:
- schleichender Beginn und allmähliches Fortschreiten
- frühe Verringerung sozialer Kontakte
- frühe auffällige Verhaltensweisen
- frühe emotionale Verarmung
- frühe Kritikminderung mit fehlender Krankheitseinsicht

Unterstützende diagnostische Zeichen:
- Verhaltensstörungen:
  - Vernachlässigung der persönlichen Pflege und Hygiene
  - geistige Rigidität, Egozentrik
  - vermehrte Ablenkbarkeit
  - Hyperoralität und Veränderung der Ernährungsgewohnheiten
  - Perseverationen und Stereotypien
- Sprech- und Sprachstörungen:
  - Sprachreduktion, Mutismus
  - Stereotypien
  - Echolalie
  - Perseveration
- Körperliche Zeichen:
  - primitive Reflexe
  - Inkontinenz
  - Rigor, Akinese
  - niedriger und labiler Blutdruck

technische Untersuchungsergebnisse:
- *neuropsychologisch:* Hinweise auf Störungen von Frontallappen-funktionen, Sprache, räumlichen Funktionen
- *EEG:* oft normal trotz deutlicher Demenz
- *strukturelle und/oder funktionelle Bildgebung (CT, MRT, SPET, PET):* fronto(-temporale) Atrophie / Hypoperfusion / Hypometabolismus

Kasten 5.5: Klinische Kriterien der frontotemporalen Degeneration (The Lund and Manchester Group 1994; gekürzt).

5.5 Klinik und Verlauf der Demenz bei Alkoholabhängigkeit

Im Rahmen des Alkoholmissbrauchs kann es zu hirnorganischen Störungen aufgrund verschiedener Mechanismen kommen. Es besteht bis heute keine Einigkeit darüber, ob neben der auf Thiaminmangel zurückzuführenden Wernicke-Korsakoff-Enzephalo-

noch kein Konsens

pathie sinnvollerweise noch weitere alkoholinduzierte Hirnleistungsstörungen als Alkohol-Demenz differenziert werden sollten (Oslin et al. 1998). In der Demenzforschung wurde der potenzielle Beitrag von Alkohol bisher relativ vernachlässigt. Vorliegende epidemiologische Daten zeigen, dass Männer mit hohem Alkoholkonsum ein 4,6fach erhöhtes Risiko für eine Demenz im Alter haben. Von den Demenzpatienten sollen im Mittel ein Viertel anamnestisch einen erhöhten Alkoholabusus aufweisen, wobei Letzterer wechselnd definiert ist.

Um die Forschung in diesem Feld voranzutreiben, formulierten Oslin und Mitarbeiter (1998) in Anlehnung an die operationalisierten diagnostischen Kriterien für die DAT analoge *Kriterien für die Alkohol-Demenz*. Hiernach werde der Verdacht auf eine DAT dadurch gestützt, dass weitere alkoholtoxische Organschäden vorhanden sind, Hinweise auf Ataxie und Polyneuropathie bestehen und sich etwa zwei Monate nach strikter Abstinenz eine Verbesserung der neuropsychologischen Funktionen und auch der Hirn-Atrophie abzeichne. Psychopathologisch zeichnet sich die Alkohol-Demenz durch Defizite in der Abstraktionsfähigkeit, Problemlösung und Merkfähigkeit, durch Dysphasien und Apraxien aus (Tarter/Edwards 1985). *Die Unterscheidung von der DAT fällt daher oft schwer.* Durch klinische Untersuchung und technische Zusatzuntersuchungen müssen andere Demenzursachen als der langjährige Alkoholkonsum ausgeschlossen werden.

5.6   Klinik und Verlauf des Normaldruckhydrozephalus

Trias

Mit diesem Begriff wird eine Sonderform des kommunizierenden Hydrozephalus bezeichnet, der klinisch mit der *Trias Gangataxie*, *Demenz* und *Harninkontinenz* umschrieben ist. Mono- oder oligosymptomatische Störungen können ausnahmsweise auftreten. Die Gangstörung wird von den PatientInnen als „Schwindel" beschrieben. Das Gehen wirkt angestrengt, unsicher, breitbasig mit verringerter Schrittlänge – in fortgeschrittenen Krankheitsstadien ist freies Gehen und Stehen nicht mehr möglich. Die Harninkontinenz ist zunächst eine Dranginkontinenz, später eine kortikal ungehemmte Blasenentleerungsstörung. Im Vergleich zum Ausmaß dieser Störungen ist die Demenz häufig nur leichtgradig. Im Vordergrund stehen psychomotorische Verlangsamung, verminderter Sprachantrieb und affektive Verflachung.

Differentialdiagnostisch ist die Abgrenzung von der vaskulären Demenz bei subkortikaler vaskulärer Enzephalopathie (Morbus Binswanger) sicherlich die schwierigste. Ein Vergleich der Patientengruppen konnte jedoch zeigen, dass PatientInnen mit vaskulärer Demenz in der Regel ihre Symptome früher entwickeln, einen vergleichsweise längeren Krankheitsverlauf haben, deutlichere zerebrovaskuläre Risikofaktoren, insbesondere einen Hypertonus, aufweisen und die Gangstörungen erst im späteren Krankheitsverlauf zeigen (Gallassi et al. 1991).

**Differential-
diagnose**

Die *Verbesserung der Symptomatik nach einer Liquorentnahme* erhöht die diagnostische Sicherheit und die Wahrscheinlichkeit einer Verbesserung nach Shunt-Operation, die als Mittel der Wahl gilt. Hierbei scheint die Demenz jedoch das Symptom zu sein, das am wenigsten auf eine entsprechende Behandlung anspricht. Dies könnte mit der Komorbidität mit der Alzheimer-Pathologie erklärt werden (s. Abschnitt 3.5).

Komorbidität

5.7   Klinik und Verlauf des Morbus Wilson

Der Beginn der klinischen Symptome kann schleichend oder auch akut sein. Ein Beginn vor dem fünften Lebensjahr ist selten, späte Manifestationen werden bis in die sechste Lebensdekade beobachtet. Insgesamt werden hepatische Manifestationen in 42 %, neurologische in 34 %, hämatologische in 12 % und psychiatrische Symptome in 10 % der Fälle beschrieben. Bei Erkrankungen im Jugendalter überwiegt die hepatische Form, bei spätem Auftreten in drei Viertel der Fälle die neuropsychiatrische Symptomatik. Jugendliche Verlaufsformen (häufig Beginn mit schulischem Versagen) zeichnen sich ohne Behandlung durch eine rasche Progression aus, während die typischerweise im 20. bis 40. Lebensjahr auftretende Form chronische Verläufe mit progredienten neuropsychiatrischen Symptomen aufweist.

**breites Spektrum
von Symptomen**

Neurologisch überwiegen die *extrapyramidalen und zerebellären motorischen Symptome* mit Tremor (Asterixis), Rigor, dystonen und choreatiformen Hyperkinesen sowie Ataxie. Das *Spektrum psychiatrischer Symptome ist breit* und reicht von affektiven Störungen über Psychosen eben auch zur Demenzentwicklung.

Der *Kayser-Fleischer-Kornealring* tritt zwar nicht immer bei den abdominellen, aber wohl regelmäßig bei den neuropsychiatrischen Verlaufsformen auf (Fehlow 1997; Langner/Denk 2004).

5.8   Klinik und Verlauf der Chorea Huntington

dominanter Erbgang

Die Chorea Huntington ist selten und hat einen autosomal dominanten Erbgang bei vollständiger Penetranz. Klinisch treten einerseits Bewegungsstörungen, andererseits neuropsychiatrische Auffälligkeiten auf. Die Diagnose ist in der Regel schwieriger, wenn Letztere den motorischen Symptomen um Jahre vorausgehen. Das mittlere Erkrankungsalter liegt in der vierten und fünften Dekade. Jeder Zehnte erkrankt bereits vor dem 20. Lebensjahr, wohl etwa ein Viertel jedoch erst in der sechsten Lebensdekade. Gerade bei diesen älteren PatientInnen ist der Verlauf oft langsamer und milder. Deshalb wird bei (vermeintlich) negativer Familienanamnese oft die Diagnose übersehen, weil differentialdiagnostisch z. B. eher an eine tardive Dyskinesie oder eine senile Chorea gedacht wird. Die Wahrscheinlichkeit, dass es sich bei diesen Fällen um eine Chorea Huntington handelt, liegt immer noch bei etwa 75 % (Bateman et al. 1992).

Die *Bewegungsstörungen* zeigen Hyperkinesen, zunächst in den oberen Extremitäten und im Kopfbereich, die allmählich generalisieren. Mit einer axialen Chorea nimmt dann auch die Stand- und Gangstabilität erheblich ab. Die Feinmotorik wird zunehmend schwierig, Apraxie und Bradykinese sowie Dystonie und auch später eine Rigidität tragen zu den invalidisierenden Bewegungsstörungen bei. *Psychopathologisch* zeigen sich in der Regel zunächst Auffälligkeiten im Verhalten und der Persönlichkeit mit einem eher frontalen Störungsmuster mit Irritabilität sowie Störungen von Antrieb, Impulskontrolle und Affekt. Etwa 40 % der PatientInnen entwickelt eine Depression, 10 % auch manische Symptome. Typische psychotische Zeichen sind seltener (Peyser/Folstein 1990). *Neuropsychologisch* finden sich Störungen des Gedächtnisses, vor allem des Abrufs und der Konzeptbildung. Auch visuospatiale Defizite und ideomotorische Apraxien treten auf (Priller/Meierkord 2002).

5.9 Klinik und Verlauf der Creutzfeldt-Jakob-Erkrankung

Die Creutzfeldt-Jakob-Erkrankung (CJD) ist mit einer Inzidenz von 0,5 bis 2 pro Million Einwohner und Jahr sehr selten. Der klinische Befund ist aus differentialdiagnostischen Erwägungen jedoch relevant.

Klinisch kommt es zu einer *schnell progredienten Demenz* mit einem Myoklonus sowie extrapyramidalen, zerebellären und pyramidalen motorischen Störungen. Sensorische und vegetative Störungen sind ebenfalls häufig. Auch amyotrophe Formen mit Muskelfibrillationen und Faszikulationen treten auf. Die Krankheit schreitet schnell fort und führt in der Regel in einem Jahr zum Tod. Bei der neuen Variante treten initial vor allen Dingen Verhaltensstörungen und Dysästhesien auf. Die Krankheitsdauer ist mit 14 Monaten länger, und der Myoklonus tritt erst später auf (Hansen 1997).

rasches Fortschreiten

5.10 Klinik und Verlauf der Demenz bei anderen Erkrankungen

Grundsätzlich können eine Reihe von anderen Krankheiten zur Symptomatik einer Demenz führen. Hauptursachen sind

sekundäre Demenzen

- metabolisch (z. B. Hypothyreose, hepatische Enzephalopathie, Vitamin-B12-Mangel),
- toxisch (z. B. medikamenteninduzierte Demenz),
- traumatisch (z. B. nach Schädel-Hirn-Trauma),
- entzündlich (z. B. im Rahmen eines systemischen Lupus erythematodes oder einer Multiplen Sklerose) oder
- infektiös (z. B. Borreliose, Lues, HIV-Enzephalopathie) bzw.
- primär psychisch (z. B. Depression, Schizophrenie).

Die Klinik ist variabel. Diagnostisch sollten die Erkrankungen durch entsprechende technische Untersuchungen sowie klinischer Befunderhebungen identifiziert werden können (Stoppe/ Staedt 2002; Clarfield 2003).

6 Diagnose und Differentialdiagnose des Demenzsyndroms

6.1 Frühdiagnose

Wegen des Überwiegens neurodegenerativer Erkrankungen hat die Frühdiagnose eine große Bedeutung. Dafür sprechen eine Reihe triftiger Argumente:

bessere Versorgung

- Andere differentialdiagnostisch abzugrenzende (besser) behandelbare Störungen, insbesondere Depressionen, profitieren von einer frühen Diagnostik. Derzeit bleiben sie oft unbehandelt.
- Es bestehen ausreichende Hinweise, dass die Behandlung umso wirkungsvoller ist, je weniger weit die Krankheit biologisch fortgeschritten ist.
- Angehörige sollten rechtzeitig über die Krankheit und ihre Folgen sowie über Unterstützungsmöglichkeiten informiert werden. Dies hilft, die ambulante Versorgung zu stabilisieren, und vermeidet das derzeit häufige akute Krisenmanagement.

Forschung

- Kenntnisse zur Frühsymptomatik ermöglichen die Entwicklung und Umsetzung von Maßnahmen zur (Sekundär-)Prävention bzw. auch Frührehabilitation. Dies gilt jetzt schon für die Prävention von weiteren ischämischen Ereignissen bei vaskulären Demenzen und wird aller Voraussicht nach in aller Kürze gelten für die Prävention von Delirien bei Krankenhausaufenthalten oder die Prävention von Inkontinenz bei Demenz.
- Die Frühdiagnostik ermöglicht in der klinischen Forschung den Zuwachs an Kenntnissen zur Pathophysiologie früher und präklinischer Stadien.

Ethik

- Die ethischen Konsequenzen sind erheblich. Es besteht die Möglichkeit, in frühen Krankheitsstadien mit den PatientInnen selbst rechtliche und weitere relevante Dinge zu klären. Dies betrifft insbesondere aber auch die Forschung.

6.2 Das Demenzsyndrom

Die Diagnose folgt den Kriterien der ICD-10 (WHO 1991) und des DSM-IV (APA 1994). Danach wird eine Demenz dann diagnostiziert, wenn eine Störung des Gedächtnisses und zusätzlich mindestens eine der folgenden Störungen besteht: **klinische Diagnose**

▓ *Aphasie:* Störung von Sprache, Sprachverständnis, Sprachflüssigkeit.
▓ *Apraxie:* Beeinträchtigte Fähigkeit, motorische Aktivitäten (sinnvoll) auszuführen.
▓ *Agnosie:* Unfähigkeit, Gegenstände zu identifizieren bzw. wiederzuerkennen.
▓ *Störungen der Exekutivfunktion:* Planen, Strukturieren, Umsetzen von Plänen, Bewertung, Beurteilung.

Diese kognitiven Defizite müssen so ausgeprägt sein, dass sie die sozialen und/oder beruflichen Funktionen beeinträchtigen. Sie müssen gleichzeitig eine Verschlechterung gegenüber einem früheren Leistungsniveau darstellen.

Für die *Schweregradeinschätzung* sind folgende Kriterien sinnvoll. Danach liegt eine *leichte Demenz* vor, wenn die Fähigkeit, unabhängig zu leben, mit entsprechender persönlicher Hygiene und intaktem Urteilsvermögen erhalten ist, obwohl Arbeit und soziale Aktivitäten deutlich beeinträchtigt sind. Bei einer *mittelschweren Demenz* ist die selbständige Lebensführung nur mit Schwierigkeiten möglich und ein gewisses Ausmaß an Aufsicht erforderlich. PatientInnen mit *schwerer Demenz* brauchen kontinuierliche Aufsicht. **Schweregradeinschätzung**

Ein *standardisiertes diagnostisches Interview für die Demenzdiagnose*, wobei gleichzeitig eine Schweregradbeurteilung erfolgt, ist im deutschsprachigen Bereich das Strukturierte Interview für die Diagnose der Demenz vom Alzheimer-Typ, der Multi-Infarkt-Demenz und Demenzen anderer Ätiologie (SIDAM; Zaudig et al. 1989). International verbreiteter und vor kurzem revidiert ist das Cambridge Examination for Mental Disorders in the Elderly (CAMDEX(-R); Roth et al. 1986; 1999), das in europaweit harmonisierter Version inzwischen vorliegt (Verhey et al. 2003). **standardisierte Interviews**

6.3   Kortikale und subkortikale Demenz

In den Klassifikationen der ICD-10 finden sich die Begriffe der kortikalen und subkortikalen Störung. Sie beschreiben zwei charakteristische Demenzsyndrome, die in Anbetracht häufiger Überlappungen eher als Beschreibung von Störungsschwerpunkten zu verstehen sind. Zu den *kortikalen* Demenzen gehören die primär neurodegenerativen bei der DAT und FTD. Vaskuläre Demenzen (VaD) können bei Vorliegen kortikaler Ischämien ebenfalls Zeichen einer kortikalen Demenz aufweisen. Dieser Demenztyp zeichnet sich durch Störungen der höheren kortikalen Funktionen aus, z. B. von Sprache, Lesen, Schreiben, Rechnen und visuokonstruktorischen Funktionen.

Die *subkortikalen* Demenzen zeichnen sich klinisch durch ein Vorwiegen von Störungen der Informationsverarbeitungsgeschwindigkeit, der Motivation, Konzentration, Aufmerksamkeit und gedanklichen Flexibilität aus (Cummings 1993). Sie weisen oft Störungen von Antrieb, Affektivität und Impulskontrolle auf. Dieses Störungsmuster findet sich oft bei vaskulären Demenzen, insbesondere der Binswanger'schen Erkrankung, aber auch bei den subkortikalen Systemerkrankungen wie dem M. Parkinson und der Chorea Huntington. Ein subkortikales Störungsmuster liegt auch den kognitiven Störungen der Depressionen zugrunde. Andersherum finden sich Depressionen bei jeweils jedem zweiten bis dritten PatientInnen mit den genannten subkortikalen Hirnfunktionsstörungen und damit häufiger als bei der DAT (Stoppe/Staedt 1993). Psychopathologisch und syndromatisch müssen vom Demenzsyndrom die folgenden Syndrome differenziert werden.

6.4   Die leichte kognitive Beeinträchtigung

**Der Verlauf
entscheidet.**

Unter der leichten kognitiven Beeinträchtigung versteht man eine objektivierbare Abnahme der kognitiven Funktionen, wobei Demenzkriterien (noch) nicht erfüllt sind. Auf vorher definierten Skalen sollten die erzielten Werte mehr als 1 bis 1,5 Standardabweichungen unter der Altersnorm liegen. Die Bewertung bzw. Abgrenzung zur Demenz ist auch weiterhin schwierig und kann letztendlich sicher nur durch eine entsprechende Verlaufsuntersuchung (6–12 Monate) geklärt werden. Oft unterscheidet nur eine andere Fortschreitensgeschwindigkeit zwischen einer benignen oder geringen (Alzheimer-Demenz-)typischen Veränderung.

Für die leichten kognitiven Störungen gibt es eine Fülle von wissenschaftlichen Operationalisierungen wie Age Associated Memory Impairment (AAMI), Benigne Altersvergesslichkeit, Mild Cognitive Decline, Mild Cognitive Impairment, Age Related Cognitive Decline und andere. Entsprechend dieser Operationalisierung sind die Ergebnisse verschiedener Studien schlecht vergleichbar. Heute wird mehrheitlich vom *Mild Cognitive Impairment (MCI)* gesprochen (Peterson et al. 2001; Voisin et al. 2003; Kurz et al. 2004). **MCI**

Bei aller Diskussion um eine nosologische Heterogenität ist es jedoch sicher, dass in der Gruppe der leicht Beeinträchtigten viele sind, die später in eine Demenz konvertieren, insbesondere in die neurodegenerative DAT. Dabei muss beachtet werden, dass das MCI auch oft als amnestisches MCI und Übergangsstadium zur DAT operationalisiert wird. Studien haben nämlich gezeigt, dass etwa 10 bis 15 % dieser Personen innerhalb eines Jahres in eine DAT konvertieren (Grundman et al. 2004). **Konversion zur Demenz**

In einer Studie mit der Alzheimer Disease Assessment Scale-Cognitive Subscale (ADAS-Cog; s. Abschnitt 7.2) konnte gezeigt werden, dass – im Sinne der Kontinuitätshypothese – PatientInnen mit MCI signifikant stärker gestört waren als gesunde Kontrollen, aber weniger als DAT-PatientInnen. Dies galt vor allem für Gedächtnisaufgaben (Wortwiederholung und verzögertes verbales Erinnern), aber auch in Bezug auf atrophische Veränderungen des Hippocampus und die Häufigkeit eines positiven ApoE-ε4-Status (Grundman et al. 2004). In einer anderen Untersuchung zeigten sich auch in dieser Gruppe bereits sehr häufig psychopathologische Symptome, vor allem Apathie, Irritabilität und Depressivität (Lyketsos et al. 2002; s. hierzu auch Abschnitt 4.2).

6.5   Das amnestische Syndrom

Hier tritt mehr oder weniger ausschließlich eine Gedächtnisstörung im Kurz- und Langzeitbereich auf. Die Betroffenen können vergangene Ereignisse nicht mehr erinnern bzw. nicht mehr chronologisch ordnen. Auch eine anterograde Amnesie mit einer Unfähigkeit, sich Gedächtnisinhalte nach Eintritt einer ursächlichen Schädigung zu merken, können auftreten. Das Immediatgedächtnis und andere Bereiche der Kognition und Persönlichkeit scheinen weitgehend intakt. Typischerweise treten Konfabulationen auf, sind jedoch kein obligates Kriterium. *Eine Bewusstseinsstörung und ein kognitiver Abbau sind definitionsgemäß nicht vorhanden.*

Ursachen Grundsätzlich sind organische und psychogene Ursachen zu diskutieren. Bekannt ist das amnestische Syndrom im Rahmen eines alkoholtoxischen Korsakoff-Syndroms, einer Kohlenmonoxidintoxikation, bei einer (Herpes-)Enzephalitis, nach Schädel-Hirn-Trauma oder ischämischem Ereignis. Psychische Extrembelastungen sind bei fehlenden Hinweisen auf eine körperliche Ursache in der Regel nachweisbar.

Biologisches Korrelat sind meistens bilaterale Störungen in temporalen und dienzephalen Strukturen, vor allem im basalen Vorderhirn und Hippokampus. Von den Neurotransmittern ist vor allem Acetylcholin, aber auch Gamma-Amino-Buttersäure (GABA) und Glutamat beteiligt. Die Prognose, Therapie und Rehabilitaton hängt von der Ätiologie ab (Hock 2002; Förstl/Einhäupl 2002).

6.6 Das Delir

Demenz und Delir Hauptunterschied zur Demenz ist hier das Vorliegen einer *Bewusstseinsstörung.* Delirien treten häufig auf der Grundlage eines Demenzsyndroms auf (Rahkonen et al. 2000). Die Demenz darf jedoch nur dann diagnostiziert werden, wenn das Delir behandelt bzw. abgeklungen ist. Beim Delir treten oft formale Denkstörungen, Wahrnehmungsstörungen (Verkennungen, erhöhte Suggestibilität, Halluzinationen), affektive Störungen (vermehrte Irritabilität, Reizbarkeit) sowie Störungen der Psychomotorik (hypoaktiv vs. hyperaktiv) und des Schlafes auf. Nicht selten sind Tremor und vegetative Symptome. *Besonders die hypoaktive Verlaufsform wird oft fehldiagnostiziert* (Cole 2004).

Auslöser Häufig gibt es *Auslöser* (z. B. Operationen, Umgebungswechsel) oder eine *Provokation* durch anticholinerge Pharmaka. Insgesamt kann ein Delir als Folge einer Diskrepanz zwischen Verarbeitungskapazität und der Menge an Stressoren verstanden werden. Alte, demente, gebrechliche Personen und solche mit Polypharmazie sind *Risikopopulationen.* Nach Untersuchungen erleiden ca. 50 % von ihnen ein Delir bei Krankenhausaufenthalten, welches dann wesentliche (Mit-)Ursache für einen schlechteren Verlauf mit höherer Mortalität ist (Britton/Russell 2004; Cole 2004). Auslöser können eine Reizüberflutung ebenso wie eine Reizdeprivation sein. Gerade im Alter ist eine Intoxikation oder ein Entzug von Medikamenten, vor allem Benzodiazepinen oder Alkohol nicht selten. Dies muss bei der Anamnese berücksichtigt werden (Foy et al. 1995; Hohagen et al. 1993).

Neurobiologische Hypothesen beruhen bisher wesentlich auf Tierversuchen. Danach findet sich ein verringerter Energiestoffwechsel mit konsekutiven Transmitterstörungen, vor allem einer verringerten cholinergen und verstärkten dopaminergen, glutamatergen und noradrenergen Funktion. Serotonerge und GABAerge Funktionen sind sowohl hoch- als auch heruntergeregelt (van der Mast 1998). Die Abb. 6.1 zeigt ein in der Praxis brauchbares Modell, das klinische Faktoren und neurobiologische Veränderungen in einen Kontext bringt. **Pathophysiologie**

Interventionen implizieren die Beseitigung auslösender oder triggernder Umstände. Eine klare und mittlere Reizbelastung sollte vorgehalten werden. Persönliche Zuwendung, körperliche Bewegung und Pharmakotherapien (Cholinesterasehemmer, Neuroleptika) helfen wahrscheinlich präventiv und kurativ. Den- **Delir-Therapie**

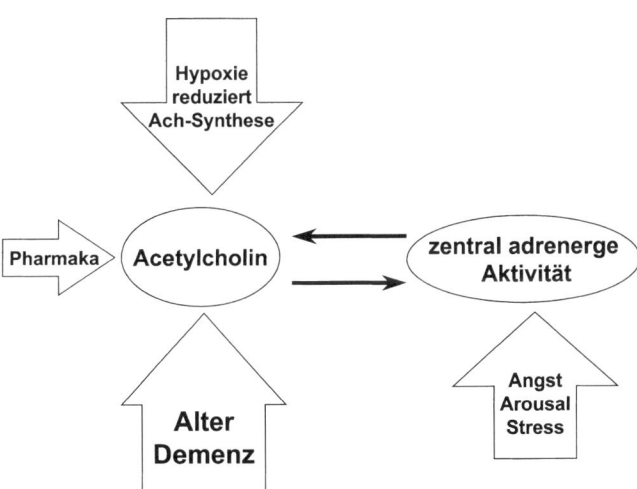

Abb. 6.1: Pathophysiologie des Delirs. Schematische Darstellung, wie bekannte klinische Risikofaktoren und neurobiologische Befunde zusammenhängen können.

noch gibt es noch *keinen Konsens* bezüglich der Maßnahmen zum Assessment, zur Prävention und Therapie (Inouye 2004; Britton/Russell 2004).

6.7 Differentialdiagnose zwischen Demenz und/oder Depression und zwischen verschiedenen Demenzformen

Anamnese und Befund

Zur Wechselbeziehung zwischen Demenz und Depression wurde schon in Kap. 4 Stellung genommen. Sofern eine Differentialdiagnose vorgenommen werden soll, sollte auf mehrere Parameter geachtet werden (Stoppe/Staedt 1993):

- Der *zeitliche Zusammenhang* zwischen der Entstehung einer Depression und der einer Demenz ist wichtig. Im Vergleich zu Demenzen treten Depressionen häufig relativ abrupt auf. Es sollte zudem immer überprüft werden, ob die kognitiven Störungen möglicherweise der Entwicklung einer Depression vorausgegangen sind oder ob zunächst depressive Symptome allein im Vordergrund standen.
- Bei einer alleinigen Depression korrelieren in der Regel die kognitiven Defizite mit der Schwere der Depression und weisen eher ein subkortikales Störungsmuster (Konzentration, Informationsverarbeitungsgeschwindigkeit) auf. Auch finden sich bei einer Depression typischerweise keine Konfabulationen.
- Im Zweifel sollte immer eine depressive Symptomatik *und* eine demenzielle Symptomatik behandelt werden. Aus Unsicherheit eine Behandlung zu unterlassen bedeutet wertvolle Chancen zu vergeben.

Bei Depressionen mit später Erstmanifestation und kognitiven Störungen ist es immer ratsam, auf das Vorliegen von (biologischen) Zeichen einer Demenz zu achten.

Bei der Differentialdiagnose zwischen verschiedenen Demenzformen unterscheiden die Ergebnisse der Untersuchungsverfahren: Im Einzelfall kommt dem klinischen Befund, den neuroradiologischen Befunden oder der Liquordiagnostik eine besondere Bedeutung zu (zur Kooperation mit Fachärzten und Gedächtnissprechstunden s. Abschnitt 10.5).

7 Diagnostische Verfahren

Nachdem die DAT die weitaus häufigste Demenz ist, sollte die Differentialdiagnostik stets darauf achten, welche Symptome oder Befunde gegen das Vorliegen dieser Erkrankung sprechen. Dabei muss auch beachtet werden, dass die A-priori-Wahrscheinlichkeit für das Vorliegen einer DAT mit zunehmendem Alter der PatientInnen steigt. Die Differentialdiagnostik sollte darauf Rücksicht nehmen. So ist bei 50-jährigen PatientInnen beispielsweise eher eine symptomatische Demenz wahrscheinlich. Zudem ist die diagnostische Unsicherheit in frühen Erkrankungsabschnitten größer. *Der diagnostische Aufwand ist also bei einer Frühdiagnostik größer.* Die Abb. 7.1 gibt diese Zusammenhänge schematisch wieder.

Ausgehend von der Erstkonsultation eines möglichen Demenzpatienten soll im Folgenden ein exemplarisches Vorgehen erläutert werden. Dabei werden die spezialisierten und instrumentellen Verfahren sowie die Indikationen hierzu in der Reihenfolge später beschrieben.

7.1 Anamnese und Fremdanamnese

Die Anamnese ist und bleibt der Ausgangspunkt der Diagnostik. Eine *Fremdanamnese* ist so weit irgend möglich zu erstellen. So sollten Personen, die den Haushalt teilen, möglichst mit einbestellt werden. Die Antworten zu den folgende Fragen geben wichtige differentialdiagnostische Hinweise:

Beschwerdebeginn Steht der Beginn der Beschwerden im Zusammenhang zu einem einschneidenden Lebensereignis, sollte an eine *affektive Erkrankung* gedacht werden, insbesondere wenn gleichzeitig (auch Beginn oft zeitgleich) z. B. depressive Symptome vorhanden sind. Besteht ein Zusammenhang zum Auftreten bzw. zur Verschlechterung einer *körperlichen Erkrankung*, sollte an deren möglichen Beitrag gedacht werden. Wurde zum Zeitpunkt des Beschwerdebeginns eine *Änderung der Medikation* vorgenommen, sollte

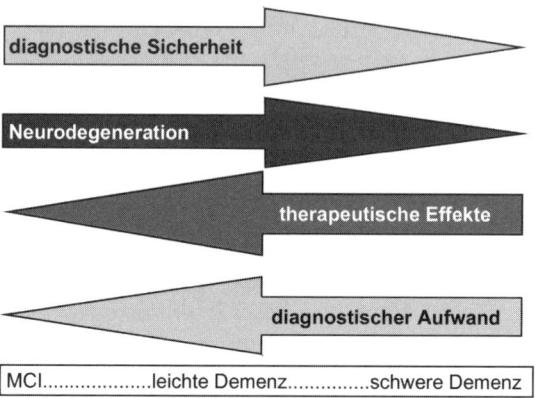

Abb. 7.1: Wechselbeziehung zwischen Krankheitsstadium, diagnostischem Aufwand, diagnostischer Sicherheit und therapeutischem Erfolg. Die Abbildung zeigt, dass die wünschenswerte Frühdiagnose bessere therapeutische Ergebnisse erwarten lässt, jedoch mit höherem diagnostischen Aufwand verknüpft sein muss.

diese besonders überprüft werden. Ein plötzlicher Beginn ist oft typisch – besonders wenn zusätzliche neurologische Symptome auftreten – für eine vaskuläre Ursache. Aber auch seltenere Demenzursachen wie die Creutzfeldt-Jakob-Krankheit (CJD) können relativ akut beginnen.

Der *„plötzliche" Beginn bei einem Familienfest oder nach einer Narkose ist oft irreführend*, weil bei Ersterem die Beschwerden oft nur „plötzlich die familiäre Wahrnehmungsschwelle überschreiten" und beim Zweiten ist die Narkose oft deshalb „unverträglich" ist, weil hirnorganische Störungen vorbestanden im Sinne einer höheren Vulnerabilität. In beiden Fällen ermittelt eine sorgfältige Befragung oft einen schon länger bestehenden (schleichenden) Verschlechterungsprozess.

Verlauf Der *Verlauf* unterscheidet insbesondere normale Altersveränderungen von der DAT und anderen degenerativen Demenzen, sowie diese von den VaD und/oder der CJD. Normale altersassoziierte Veränderungen schreiten kaum fort. Die DAT zeichnet sich vergleichsweise durch eine wesentlich *höhere Progressionsgeschwindigkeit* aus. In Punktwerten beim Mini-Mental-Status-Test (MMSE; s. Abschnitt 7.3) beträgt die durchschnittliche Verschlechterung pro Jahr bei dieser Patientengruppe nach verschiedenen Studien ca. drei bis vier Punkte (Morris et al. 1993). Ein fluktuierender Verlauf mit Remissionen ist für eine DAT untypisch und weist auf eine VaD oder eine Mischform oder auf eine DLB hin.

Auch hier ist die Fragetechnik zu beachten. Auch DAT-PatientInnen geht es nicht jeden Tag gleich. Tagesschwankungen (z. B. bei depressiven Symptomen oder nächtliche Verwirrtheit) dürfen nicht verwechselt werden mit Fluktuationen über Tage und Wochen, wie sie etwa bei der VaD auftreten. Zudem muss beachtet werden, dass bei vorbestehender Demenz bereits ein leichter Infekt oder anderer Stress ein Delir auslösen kann.

Die *Vorgeschichte* gibt oft wichtige Hinweise. Schädel-Hirn-Traumata in den letzten Monaten müssen an eine traumatische Ursache denken lassen. Stürze sind bei der DLB oder dem Normaldruckhydrozephalus (NPH) nicht selten. Hinweise auf fieberhafte Erkrankungen lassen an meningitische oder enzephalitische Beteiligung und entsprechende Folgekrankheiten denken. Risikofaktoren für zerebrovaskuläre Erkrankungen sowie (transitorische) zerebrale und kardiale Ischämien sollten eine verstärkte zerebrovaskuläre Diagnostik nach sich ziehen, jedoch nicht gleich zur Annahme einer vaskulären Demenzursache führen. Psychiatrische Erkrankungen, insbesondere Depressionen und Suchtstoffabhängigkeiten in der Vorgeschichte, sollten weitere Untersuchungen in dieser Richtung folgen lassen. **Vorgeschichte**

Bezüglich familiärer Belastungen ist besonders nach Erkrankungen mit geklärtem genetischen Erbgang bzw. mit familiärer Häufung zu fragen, d. h. nach Depressionen, Demenzerkrankungen, Trisomie 21/Down Syndrom, Chorea Huntington, M. Wilson. **familiäre Belastungen**

Gedächtnisstörungen sind oft das *erste Symptom* einer Demenzerkrankung, insbesondere auch der DAT. Werden sprachliche Probleme als erstes Symptom genannt, so muss versucht werden, zwischen den verschiedenen Formen der Aphasien zu differenzieren. Dabei sollten Wortverständnis, Spontansprache, Lese- und Schreibfähigkeit separat beurteilt werden. Beeinträchtigungen der Sinnesorgane müssen hierbei bedacht werden. Wortfindungsstörungen und eine reduzierte Sprachflüssigkeit sind häufig bereits initial bei der DAT vorhanden. Motorische Aphasien bei intaktem Sprachverständnis deuten auf einen frontotemporalen Läsionsort und damit z. B. auf die FTD hin. **erste Symptome**

Veränderungen von Stimmung, Antrieb und Persönlichkeit sind für sich allein differentialdiagnostisch kaum verwertbar.

Insbesondere depressive Syndrome treten vor und in der Früh-
phase der DAT und bei subkortikal betonten Demenzen in nahezu
jedem zweiten Fall auf. Gehen insbesondere initiale Persönlichkeitsveränderungen mit Störungen der Auffassung, der Urteils-
und Kritikfähigkeit einher, sind frontale Hirnprozesse zu bedenken. *Motorische oder sensible Primärsymptome*, die in zeitlichem
Zusammenhang zur Demenzentstehung auftreten, sprechen eher
gegen eine DAT und für eine neurologische (System-)Erkran-
kung.

7.2   Psychopathologische und körperliche Untersuchungen

Grundsätzlich sollte immer eine möglichst vollständige psychopathologische, körperliche und neurologische Untersuchung
durchgeführt werden. Dabei sind insbesondere die Bewusstseins-
lage, die Orientierung, die Aufmerksamkeit, die Konzentration,
die Merkfähigkeit, Affekt und affektive Schwingungsfähigkeit,
Suizidalität, Störungen der Denkabläufe und Inhalte (paranoide
Störungen etc.) sowie Wahrnehmungsstörungen (optische, taktile
und akustische Halluzinationen, Verkennungen etc.) zu erfra-
gen. Fragen nach Appetit, Veränderungen von Gewicht und Ernährungsgewohnheiten, nach Schlafstörungen und deren Charakter sowie nach Veränderungen der körperlichen Belastbarkeit
geben Hinweise sowohl für psychische als auch primär somatische Störungen.

Bei der speziellen neurologischen Untersuchung sollte vor
allem auf Herdbefunde und -zeichen (Seitenasymmetrien, aber
auch Apraxien, Aphasien, Akalkulie etc.) und extrapyramidale
Störungen geachtet werden (Rigor, Tremor, Ataxie, Hyperkinesen), jedoch auch auf Primitivreflexe wie Palmomental-, Greif-
und Glabellareflex.

7.3   Neuropsychologische Untersuchungen

Neuropsychologische Untersuchungen haben den Zweck, Funktionsstörungen zu dokumentieren und zu objektivieren. Sie sollten deshalb möglichst verschiedene Bereiche abbilden, vor allen
Dingen natürlich die, die durch den Krankheitsprozess besonders

betroffen sind. Eine vollständige neuropsychologische Untersuchung überprüft alle relevanten Domänen. Für die Untersuchung von Demenzen, vor allem der DAT, gibt es inzwischen normierte Batterien. Am bekanntesten ist die *CERAD-Neuropsychologische Testbatterie*, die im deutschsprachigen Raum seit kurzem zur Verfügung steht (Thalmann et al. 2000). Eine Skala, die inzwischen vorwiegend in Studien zur Prüfung der Wirksamkeit von Antidementiva eingesetzt wird, ist die *Alzheimer Disease Assessment Scale* (ADAS), die aus einem Kognitiven Teil (11 Items) und einem Nichtkognitiven Teil (10 Items) besteht (insgesamt 70 Punkte). Die ursprüngliche Form (Rosen et al. 1984) wurde inzwischen revidiert (Mohs et al. 1997) und in Europa harmonisiert (Verhey et al. 2004). Für beide Instrumente sollte ein Zeitaufwand von bis zu 45 Minuten veranschlagt werden.

Hiervon zu unterscheiden sind *Screeningtests*. Diese haben **Screening** den Zweck, mit wenig Aufwand und möglichst hoher Sicherheit potenziell Kranke von den Gesunden zu unterscheiden. Sie ersetzen damit in keiner Weise eine neuropsychologische Untersuchung. Häufig sind sie aber die Voraussetzung für weitere Untersuchungen und zur Indikationsstellung für eine aufwändigere Diagnostik. Screeningtests vairiieren in ihrer Genauigkeit mit ihrem Einsatzgebiet. Hierauf muss geachtet werden, wenn neue Verfahren vorgestellt werden. So verlieren Verfahren unter Umständen an Messgenauigkeit, wenn sie in der hausärztlichen Praxis oder gar in Feldstudien eingesetzt werden. Dagegen erfüllen sie z. B. beim Einsatz in Gedächtnisambulanzen ihren Zweck gut.

7.4 Screeningverfahren

Die gängigen Screeningtests setzen sich in der Regel aus mehre- **Gemeinsamkeiten** ren Untertests zusammen. Vergleicht man die verschiedenen Tests, finden sich erhebliche Überschneidungen. Folgende Funktionen werden in vielen der Tests geprüft:

- die *Orientierung* (Zeit, Ort, Person),
- *sprachliche Funktionen* (Benennungsaufgaben, Sätze schreiben oder sprechen),
- die *verbale Flüssigkeit* (Tiernamen oder auch Worte mit gleichem Anfangsbuchstaben oder die Supermarktaufgabe),

▪ das *Erinnerungsvermögen* (Lernen von 3 bis 10 Begriffen, die unmittelbar wiedergegeben werden müssen, mitunter auch mit Verzögerung) sowie
▪ *die visuell-räumliche Kompetenz*, insbesondere im Uhrenzeichentest (s. u.).

Damit tragen die derzeit verfügbaren Screeningtests dem Störungsprofil Rechnung, das sich wiederholt bei Untersuchungen an DAT-PatientInnen zeigte. Bei der DAT sind insbesondere das verbale episodische Langzeitgedächtnis, die Wortfindung und Wortflüssigkeit, die Abstraktionsfähigkeit und die visuokonstruktorische Kompetenz bereits früh, z. T. Jahre vor der klinischen Manifestation einer Demenz, beeinträchtigt (Linn et al. 1995; Jacobs et al. 1995). Berücksichtigt werden muss jedoch, dass schon allein durch die Übersetzung aus einer anderen Sprache Unterschiede entstehen, z. B. bezüglich der Wortauswahl in ihrer Bildhaftigkeit und Auftretenshäufigkeit in der Umgangssprache.

Auf der Basis der vorliegenden Leitlinien sind die folgenden genauer beschriebenen Tests ausgewählt. Dabei kann derzeit eine generelle Empfehlung für die bestuntersuchten Tests MMSE und Uhrenzeichentest abgegeben werden (Sandholzer et al. 2004; Müller et al. 2003). Insgesamt müssen noch weitere Anstrengungen unternommen werden, Screeningtests zu entwickeln, die auch für hochaltrige und multimorbide PatientInnen und in der Abgrenzung zu anderen Demenzen sensitiver sind.

Der Mini-Mental-Status-Test (MMSE; Folstein et al. 1975)

Das Testvorgehen ist im Kasten 7.1 erklärt. Insgesamt können 30 Punkte erreicht werden. Bei Werten unter 25 von 30 Punkten besteht ein starker Demenzverdacht, der weitere Untersuchungen nach sich ziehen sollte. Veränderungen von drei bis vier Punkten im Verlauf pro Jahr erhärten z. B. den Verdacht auf eine DAT. Zu beachten ist, dass Untersuchungen an über 70- bis 80-jährigen Normalpersonen Wertebereiche von 24 bis 30 und Mediane von 26 bzw. 27 Punkten erbrachten (Bleecker et al. 1988).

1. Fragen nach der Orientierung (je 1 Punkt)
- Jahr ☐
- Jahreszeit ☐
- Datum ☐
- Wochentag ☐
- Monat ☐
- Bundesland ☐
- Land ☐
- Stadt/Ortschaft ☐
- Klinik/Praxis/ Altersheim ☐
- Stockwerk ☐

2. Merkfähigkeit (Vorsprechen und Nachsprechen dreier Begriffe aus unterschiedlichen Kategorien, z. B. Auto – Blume – Kerze (max. 3 Punkte):
- Auto ☐
- Blume ☐
- Kerze ☐

Der Patient wird aufgefordert, die drei Begriffe sooft zu wiederholen, bis er sie sich eingeprägt hat, weil sie später (s. 4.) noch einmal abgefragt werden.

3. Aufmerksamkeit und Rechenfähigkeit: Von 100 soll in 7er Schritten subtrahiert werden. Jeder richtige Subtraktionsschritt ergibt einen Punkt (max. 5 Punkte). Die Aufgabenstellung darf während der Durchführung nicht wiederholt werden.
- 93 ☐
- 86 ☐
- 79 ☐
- 72 ☐
- 65 ☐

4. Erinnerungsfähigkeit: Die drei Begriffe unter 2 sollen wiederholt werden (max. 3 Punkte).
- Auto ☐
- Blume ☐
- Kerze ☐

5. Sprache und andere Funktionen:
- ▪ Armbanduhr benennen (1 Punkt) ☐
- ▪ Bleistift benennen (1 Punkt) ☐
- ▪ Nachsprechen des Satzes: „Sie leiht ihm kein Geld mehr"
  (1 Punkt) ☐

→

■ Kommandos befolgen (Patient darf erst beginnen, wenn
  alle Aufgabenschritte genannt sind) (max. 3 Punkte):
  – ein Blatt Papier in die rechte Hand nehmen,   ☐
  – in der Mitte falten,   ☐
  – auf den Boden legen   ☐
■ Eine schriftliche Anweisung vorlesen und ausführen
  – Bitte, schließen Sie die Augen! (1 Punkt)   ☐
  – Schreiben eines vollständigen Satzes (1 Punkt)   ☐
  – Nachzeichnen einer geometrischen Figur (1 Punkt)   ☐

Max. Punktzahl: 30
Demenzverdacht: < 25

Kasten 7.1: Mini-Mental-Status-Test (MMSE; Folstein et al. 1975; dt. Fassung von Kessler/Markowitsch/Denzler 1990). Bekanntester Screeningtest für eine Demenz.

Der Uhrenzeichentest (UZT; Sunderland et al. 1989)

Die Überprüfung visuokonstruktorischer Funktionen zusammen mit abstraktem Denken und mnestischen Funktionen leistet der Uhrenzeichentest (Sunderland et al. 1989; Shulman et al. 1993). Vor kurzem konnte gezeigt werden, dass er alleine bereits eine hohe Spezifität, aber auch Sensitivität bei hochaltrigen und schon mäßiger Dementen hat (Nishiwaka et al. 2004).

UZT: Durchführung   Die *Aufgabe* ist sehr einfach. Man gibt einen runden Kreis vor und gibt dem Patienten die Anweisung: „Dies soll eine Uhr sein. Ich möchte Sie bitten, in diese Uhr die fehlenden Ziffern zu schreiben. Zeichnen Sie danach die Uhrzeit 10 nach 11 ein." Bei diesem Test wird sowohl die räumliche Praxis als auch die Erinnerung an die Testaufgabe untersucht. Es erscheint vertretbar, die Formulierung der Aufgabe den sprachlichen Möglichkeiten (z. B. Dialekt) der Patientin anzupassen. Für die Auswertung wurden inzwischen eine Vielzahl von Vorschlägen gemacht. Nach einer sorgfältigen Untersuchung sind allerdings wohl nur vier Kriterien relevant (Thalmann et al. 2002):

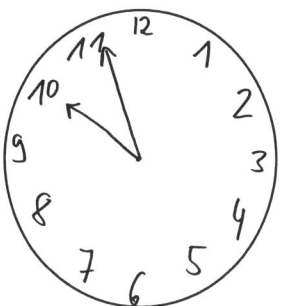 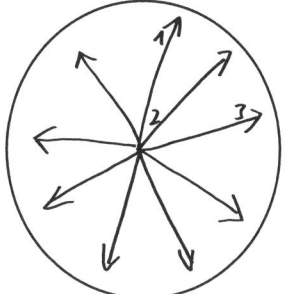 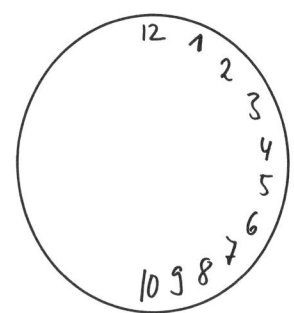

Abb. 7.2: Drei Beispiele für einen pathologischen Uhrenzeichentest. Die Auswertung ist im Text beschrieben. Erfahrungsgemäß ist aber schon die Beobachtung der Durchführung sehr aussagekräftig.

▦ Die zwölf Zahlen sind vorhanden.
▦ Die Zwölf ist korrekt platziert.
▦ Die Zeiger haben eine korrekte Proportion.
▦ Der Patient liest die Zeit korrekt vor.

Beispiele für den Uhrenzeichentest sind in der Abb. 7.2 dargestellt.

Der DEMTECT (Kessler et al. 2000)

Bei diesem Test wird auf Fragen zur Orientierung verzichtet. Fokussiert wird auf das verzögerte Erinnern, die sprachliche Flüssigkeit und das Transkodieren von Zahlen. Der Test scheint sensitiver als der MMSE vor allem im Bereich der Frühdiagnostik zu sein, jedoch besteht noch nicht die breite Erfahrung, vor allen Dingen nicht im Bereich der Abgrenzung zu Nicht-Alzheimer-Demenzen und bei den Hochaltrigen (Kalbe et al. 2004). Der Test besteht aus folgenden Funktionsprüfungen:

(1) Wortliste: Hierbei wird dem Patienten zunächst langsam eine Liste mit zehn Wörtern vorgelesen. Dieser soll unmittelbar danach möglichst viele der Wörter wiederholen. Die Reihenfolge ist nicht wichtig. Anschließend werden dem Patienten die gleichen Begriffe ein weiteres Mal vorgelesen. Auch diesmal soll er danach wiederum möglichst viele Wörter wiederholen. Hierbei wird die Summe der in beiden Durchgängen korrekt genannten Begriffe erfasst.

DEMTECT: Durchführung

(2) Zahlenumwandeln: Hierbei werden Ziffern zu Worten umgewandelt, d. h. also die 5 zur fünf. Diese Aufgabe tritt z. B. im Bankverkehr auf. Ein ansteigender Schwierigkeitsgrad ist vorgesehen und auch die Umwandlung eines Wortes in eine Ziffer.

(3) Die Supermarktaufgabe: Hier erhält die Patientin die Aufgabe, innerhalb einer Minute möglichst viele Dinge zu nennen, die man in einem Supermarkt kaufen kann. Hierbei wird jeder genannte Begriff verwertet, Wiederholungen werden nicht erfasst.

(4) Zahlenfolge rückwärts: Hierbei nennt man der Patientin eine Zahlenreihe, die sie dann in umgekehrter Reihenfolge wiederholen soll. Bei Fehlern hat die Patientin einen zweiten Versuch. Bewältigt sie die Aufgabe korrekt, wird ein weiterer Versuch mit längerer Zahlenfolge durchgeführt.

(5) Erneute Abfrage der Wortliste unter (1): Der Patient wird gefragt, ob er sich an die zehn Wörter des ersten Untertests erinnern kann. Die Anzahl der richtig erinnerten Wörter zählt.

Die jeweiligen Zahlenwerte werden abhängig vom Patientenalter (+/- 60 Jahre) bestimmten Punktwerten zugeordnet. Die erhaltenen Punktwerte werden anhand von Tabellen in einen Gesamtwert übertragen.

Der Test zur Früherkennung der Demenz und mit Depressionsabgrenzung (TFDD; Ihl/Grass-Kapanke 2000; Ihl et al. 2000)

Der TFDD umfasst im Demenzteil neun Aufgaben. Im Teil 1 wird eine Sieben-Wort-Liste vorgelesen und sofort abgefragt. Die gleiche Liste wird später (unter 8.) noch einmal bezüglich des verzögerten Erinnerns abgefragt. Dazwischen, auch im Sinne von Distraktoren, werden Fragen zur Orientierung wie Datum, Jahreszeit und zwei Wissensfragen (Jahreszeiten und welche Monate gehören zu der Jahreszeit) erfragt. Unter 6. wird eine praktische Aufgabe durchgeführt, unter 7. der Uhrzeichentest. Die 9. Aufgabe ist eine Wortflüssigkeitsaufgabe (Tiernamen).

Die *Depressivität* wird über eine Fremd- und Selbstbeurteilung quantifiziert. Hierbei wird eine zehnstufige visuelle Analogskala verwendet, die von *ausgeglichen* (0) bis *schwer depressiv* (10) reicht.

7.5 Die Einschätzung der Betreuer

Die Einschätzung der in engem Kontext mit den potenziell Erkrankten lebenden Personen, insbesondere langjähriger Lebenspartner, wird oft unterschätzt. Durch die alltägliche Beobachtung
ist die Aussage der Betreuer, insbesondere wenn die Beobachtung von entsprechend sensiblen und differenzierten Menschen
erfolgt, von hoher Relevanz. Es ist zwar noch unklar, ob die An-
gehörigeninformationen den Ergebnissen von Screeningverfahren überlegen sind oder auch – kombiniert mit ihnen – diese
verbessern. Dennoch sind sie ein wichtiger Baustein im diagnostischen Puzzle (Kemp et al. 2002; Mackinnon et al. 2003; Knafelc
et al. 2003).

7.6 Skalen

Aus der Vielzahl veröffentlicher Skalen soll im Folgenden eine
Auswahl getroffen werden, die sich daran orientiert, welche zurzeit häufig (in Studien) eingesetzt werden und sich in der Praxis
bewährt haben. Eine zusammenfassende Publikation zu den Skalen im Bereich der Demenz bzw. Gerontopsychiatrie findet sich
an anderer Stelle (Ivermeyer/Zerfass 2002; Burns et al. 1999).

7.6.1 Skalen zur Erfassung der Depression

Bei der Abgrenzung zur Depression hat sich der kombinierte
Einsatz von Demenz- und von Depressionsskalen bewährt. Bei
Letzteren sind Skalen, die körperliche Symptome weniger stark
einbeziehen – wie z. B. die *Montgomery-Asberg-Depression-
Rating-Scale* (MADRS; Asberg et al. 1978) – gegenüber z. B. der
Hamilton-Depression- Scale (HAMD; Hamilton 1967) zu bevor-
zugen.

   Bewährt hat sich für die ältere Bevölkerung auch ein Selbst-   **GDS**
auskunftsbogen. Die *Geriatrische Depressionsskala* (GDS) ist
hierzu international am besten untersucht. Die ursprüngliche
Version umfasste 30 Fragen (Yesavage et al. 1983). Die Autoren
selbst sowie englische Wissenschaftler entwickelten dann kürzere
Versionen, wobei auch Vier- und Zehn-Fragen-Versionen (s. Kasten 7.2) noch eine hohe Sensitivität aufwiesen (D'Ath et al. 1994).

Geben Sie bei den folgenden Fragen an, ob Sie für Sie innerhalb der letzten Woche zutrafen oder nicht:

	ja	nein
1. **Sind Sie mit Ihrem Leben grundsätzlich zufrieden?**	0	1
2. **Haben Sie viele Ihrer Aktivitäten und Interessen aufgegeben?**	1	0
3. **Haben Sie das Gefühl, daß Ihr Leben ohne Inhalt ist?**	1	0
4. Verlieren Sie schnell das Interesse?	1	0
5. Sind Sie meistens guter Stimmung?	0	1
6. **Befürchten Sie, daß Ihnen etwas Schlimmes zustoßen könnte?**	1	0
7. **Fühlen Sie sich überwiegend gut?**	0	1
8. **Fühlen Sie sich oft hilflos?**	1	0
9. Bleiben Sie lieber zuhause anstatt draußen etwas (neues) zu unternehmen?	1	0
10. **Haben Sie das Gefühl, jetzt mehr Probleme mit dem Gedächtnis zu haben als sonst?**	1	
11. Finden Sie es schön, am Leben zu sein?	0	1
12. Fühlen Sie Sich in Ihrem jetzigen Zustand ziemlich wertlos?	1	0
13. **Fühlen Sie sich voller Energie?**	0	1
14. **Haben Sie das Gefühl, daß Ihre Situation hoffnungslos ist?**	1	0
15. **Haben Sie das Gefühl, daß es den meisten Menschen besser geht als Ihnen?**	1	0

Gesamtpunktzahl:

Kasten 7.2: Geriatrische Depressionsskala (Yesavage et al. 1983, übers. v. G. S.). Die hier abgebildete 15-Fragen Version wird am meisten verwendet. Formen mit 10 Fragen (fette Buchstaben) oder sogar mit 4 Fragen (schattiert) zeigten in Untersuchungen ebenfalls eine hohe Sensitivität. Die 15-Fragen-Version hat einen Grenzwert bei 5 Punkten, die 4-Fragen-Version einen von 1 Punkt. Bei Überschreiten dieser Werte sollte eine weitere Depressionsdiagnostik erfolgen.

Depression bei Demenz

Inzwischen wurden Skalen für die Erfassung der Depression bei einer Demenz entwickelt. Es handelt sich vor allem um die *Dementia Mood Assessment Scale* (DMAS; Sunderland et al. 1988) und die *Cornell Scale of Depression in Dementia* (CSDD; Alexopoulos et al. 1988). Diese Skalen werden jedoch bisher in der klinischen Routine kaum eingesetzt, sondern eher in entsprechenden Studien.

7.6.2 Skalen zur Erfassung von zerebralen Ischämien

Für die Abgrenzung DAT vs. VaD kann der Einsatz von Ischämie-Skalen sinnvoll sein. Die bekannteste von Hachinski et al. (1975) wurde später von Rosen et al. (1979) aufgrund neuropathologischer Überprüfung modifiziert (s. Kasten 7.3). *Mit diesen Skalen kann allerding eine vaskuläre Genese nur unwahrschein-*

Hachinski- und Rosen-Skala

Merkmale	Skala nach Hachinski	Skala nach Rosen
1. plötzlicher Beginn	2	2
2. schrittweise Verschlechterung	1	1
3. wechselhafter Verlauf	2	–
4. nächtliche Verwirrtheit	1	–
5. relativer Erhalt der Persönlichkeit	1	–
6. Depression	1	–
7. somatische Beschwerden	1	1
8. emotionale Inkontinenz	1	1
9. anamnestisch Hypertonie	1	1
10. Schlaganfälle in der Vorgeschichte	2	2
11. Hinweise auf Arteriosklerose	1	–
12. Fokale neurologische Symptome	2	2
13. Fokale neurologische Zeichen (z. B. Agnosie, Babinski)	2	2
Maximale Punktzahl	18	12
Verdacht auf nicht-vaskuläre Demenz (z. B. vom Alzheimer Typ) wird erhärtet	0–4	0–2

Kasten 7.3: Ischämie-Skalen nach Hachinski et al. (1975) und Rosen et al. (1979). Sie helfen, eine vaskuläre Demenz auszuschließen. Die Rosen-Skala wurde nach autoptischen Untersuchungen aus der Hachinski-Skala entwickelt.

lich gemacht, nicht aber bewiesen werden. Zum Beispiel erfordert die klinische DAT-Diagnose niedrige Skalenwerte. Andersherum beweisen hohe Werte noch nicht das Vorliegen einer vaskulären Demenz, d. h. es finden sich zu viele falsche positive VaD.

7.6.3 Skalen zur Erfassung von Verhaltensstörungen

NOSGER

Hier wurden eine Reihe von Skalen entwickelt, wobei nur wenige weite Verwendung finden. Beliebt ist z. B. die (eigentlich für die Krankenschwestern in entsprechenden Institutionen entwickelte) *Nurses' Observation Scale for Geriatric Patients* (NOSGER; Spiegel et al. 1991; s. Kasten 7.4). In der Praxis können die Angehörigen mit ihr (zeitsparend) Angaben zu den Alltagsaktivitäten machen.

BEHAVE-AD und NPI

Weitere Skalen, die auch in Studien oft verwendet werden, sind die *BEHAVE-AD* (Reisberg et al. 1987; s. Kasten 7.5) und das *neuropsychiatrische Inventar* (NPI; Cummings et al. 1994; s. Kasten 7.6). Die erstgenannte Skala ist im Wesentlichen ein Expertenurteil, und die Anwendung benötigt etwa 20 Minuten. Das NPI basiert auf einer Beurteilung von Angehörigen und Experten und benötigt etwa zehn Minuten.

Nurses' Observation Scale for Geriatric Patients (NOSGER)

Bitte halten Sie fest, wie es dem Patienten/der Patientin in den letzten drei Tagen gegangen ist. Dazu finden sie die folgenden 30 Aussagen, die sie aufgrund ihrer Beobachtung einstufen wollen. Lesen Sie jede Feststellung und beantworten Sie sie, indem Sie das Kästchen ankreuzen, das Ihrem Eindruck am ehesten entspricht.

	immer	meistens	oft	hin und wieder	nie
1. kann sich ohne Hilfe rasieren/schminken, Haare kämmen	☐	☐	☐	☐	☐
2. verfolgt bestimmte Sendungen im Radio oder Fernsehen	☐	☐	☐	☐	☐
3. sagt, er/sie sei traurig	☐	☐	☐	☐	☐
4. ist unruhig in der Nacht	☐	☐	☐	☐	☐
5. nimmt Anteil an den Vorgängen in seiner/ihrer Umgebung	☐	☐	☐	☐	☐

→

	immer	meistens	oft	hin und wieder	nie
6. bemüht sich um Ordnung in seinem/ihrem Zimmer	☐	☐	☐	☐	☐
7. kann den Stuhlgang kontrollieren	☐	☐	☐	☐	☐
8. setzt eine Unterhaltung richtig fort, wenn diese unterbrochen wurde	☐	☐	☐	☐	☐
9. kann kleine Besorgungen (Zeitung, Esswaren) selber machen	☐	☐	☐	☐	☐
10. sagt, er/sie fühle sich wertlos	☐	☐	☐	☐	☐
11. pflegt ein Hobby	☐	☐	☐	☐	☐
12. wiederholt im Gespräch immer wieder den gleichen Punkt	☐	☐	☐	☐	☐
13. wirkt traurig oder weinerlich	☐	☐	☐	☐	☐
14. wirkt sauber und ordentlich	☐	☐	☐	☐	☐
15. läuft davon	☐	☐	☐	☐	☐
16. kann sich an Namen von engen Freunden erinnern	☐	☐	☐	☐	☐
17. hilft anderen, soweit körperlich dazu imstande	☐	☐	☐	☐	☐
18. verlässt das Haus in ungeeigneter Kleidung	☐	☐	☐	☐	☐
19. kann sich in der gewohnten Umgebung orientieren	☐	☐	☐	☐	☐
20. ist reizbar und zänkisch, wenn man ihn/sie etwas fragt	☐	☐	☐	☐	☐
21. nimmt Kontakt mit Personen in der Umgebung auf	☐	☐	☐	☐	☐
22. erinnert sich, wo Kleider und andere Dinge liegen	☐	☐	☐	☐	☐
23. ist aggressiv (in Worten oder Taten)	☐	☐	☐	☐	☐
24. kann die Blasenfunktion (Urin) kontrollieren	☐	☐	☐	☐	☐
25. erscheint gut gelaunt	☐	☐	☐	☐	☐
26. hält den Kontakt mit Freunden oder Angehörigen aufrecht	☐	☐	☐	☐	☐
27. verwechselt Personen	☐	☐	☐	☐	☐

→

	immer	meistens	oft	hin und wieder	nie
28. freut sich auf gewisse Ereignisse	☐	☐	☐	☐	☐
29. wirkt im Kontakt mit Angehörigen oder Freunden freundlich und positiv	☐	☐	☐	☐	☐
30. ist eigensinnig: hält sich nicht an Anweisungen oder Regeln	☐	☐	☐	☐	☐

Bemerkungen:

NOSGER – Auswertung

	Subscore	Einzelwerte	Score
Me	Memory		
I	IADL		
SC	Selfcare		
Md	Mood		
SB	Social Behavior		
DB	Disturbing Behavior		
		Gesamt:	

NOSGER-Auswertung
Punkte von 1–5, 1 = bestmöglich, 5 = schlechtestmöglich
Skala hat insgesamt 30–150 Punkte (Gesamtscore), Einzelscores 5–25

Me (Memory): 8, 12, 16, 22, 27

I (Instrumental Activities of Daily Living): 2, 6, 9, 11, 19

SC (Selfcare): 1, 7, 14, 18, 24

Md (Mood): 3, 10, 13, 25, 28

SB (Social Behavior): 5, 17, 21, 26, 29

DB (Disturbing Behavior): 4, 15, 20, 23, 30

Kasten 7.4: Nurses' Observation Scale for Geriatric Patients (Spiegel et al. 1991; dt. Fassung Brunner/Spiegel 1990). Die Skala kann nicht nur von Pflegepersonen, sondern auch von pflegenden Angehörigen ausgefüllt werden. Sie dient der Erfassung der Belastung vor allem durch Verhaltensstörungen. Mitunter werden Unterskalen (Subscores) ausgewertet.

Behavioral Pathology in Alzheimer's Disease Rating Scale (BEHAVE-AD)

Datum:

Name des Patienten:

Name des Untersuchers:

Teil I: Symptomatologie

A. Wahnhafte Überzeugungen:

1. Wahn, bestohlen zu werden
   (0) nicht vorhanden
   (1) Wahn, dass Menschen bestimmte Gegenstände verstecken
   (2) Wahn, dass Menschen ins eigene Haus kommen und Gegenstände verstecken oder entwenden
   (3) hört und spricht mit Menschen, die ins eigene Haus kommen

2. Wahn, dass das Haus (die Wohnung) nicht das eigene Heim ist
   (0) nicht vorhanden
   (1) Überzeugung, dass die Wohnung nicht das eigene Heim ist (z. B. packt, um nach Hause gehen; Pat. verlangt, nach Hause gebracht zu werden, obwohl er zu Hause ist).
   (2) Versuch, die Wohnung zu verlassen, um nach Hause zu gehen.
   (3) Pat. reagiert aggressiv auf Versuche, ihn vom Verlassen der Wohnung abzuhalten.

3. Wahn, dass Ehepartner (oder andere Bezugsperson) ein Betrüger ist
   (0) nicht vorhanden
   (1) Überzeugung, dass Ehepartner (oder andere Bezugsperson) ein Betrüger ist.
   (2) Wut auf den Ehepartner (oder andere Bezugsperson), weil er/sie ein Betrüger ist.
   (3) Aggressives Verhalten gegenüber Ehepartner (oder anderer Bezugsperson), weil er/sie ein Betrüger ist.

4. Wahn, im Stich gelassen oder abgeschoben zu werden (z. B. in ein Heim)
   (0) nicht vorhanden
   (1) Argwohn, dass die Bezugsperson eine Weggabe oder Institutionalisierung betreibt, z. B. am Telefon.
   (2) Anklage, dass eine Verschwörung zur Weggabe oder Institutionalisierung im Gange sei.
   (3) Anklage, dass eine Weggabe oder Institutionalisierung drohe oder unmittelbar bevorstehe.

Summenscore [ ]

→

5. Wahn der Unaufrichtigkeit
   (0) nicht vorhanden
   (1) Überzeugung, dass Ehepartner und/oder Kinder und/oder andere Bezugspersonen unaufrichtig sind.
   (2) Wut auf Ehepartner, Verwandte und/oder andere Bezugspersonen wegen ihrer Unaufrichtigkeit.
   (3) Aggressives Verhalten gegenüber Ehepartner, Verwandten und/oder anderen Bezugspersonen wegen ihrer vermeintlichen Unaufrichtigkeit.

6. Misstrauen / paranoide Gedanken (andere als erwähnt)
   (0) nicht vorhanden
   (1) Misstrauisches Verhalten (z. B. Verstecken von Gegenständen, die unter Umständen später nicht wiedergefunden werden).
   (2) Wahn (Pat. ist von seinen Verdächtigungen fest überzeugt und/oder wütend deswegen).
   (3) Aggressives Verhalten als Folge der Verdächtigungen

   Nicht genau bestimmbar?. . . . . □□
   Näher beschreiben: . . . .
   . . . .

7. Wahn (anderer als erwähnt)
   (0) nicht vorhanden
   (1) Wahn
   (2) verbale Gefühlsäußerung infolge von Wahnideen
   (3) körperliche Handlungen oder Tätlichkeiten als Folge des Wahns

   Nicht genau bestimmbar?. . . . . □□
   Näher beschreiben: . . . .
   . . . .

B. Trugwahrnehmungen / Sinnestäuschungen

8. Optische Sinnestäuschungen
   (0) nicht vorhanden
   (1) vage: nicht genau definiert
   (2) klar definierte Sinnestäuschungen von Gegenständen oder Personen (z. B. sieht andere Menschen am Tisch)
   (3) verbale oder körperliche Handlungen oder Gefühlsäußerungen als Reaktion auf die Sinnestäuschungen

Summenscore ⬜

→

9. Akustische Sinnestäuschungen
   (0) nicht vorhanden
   (1) vage: nicht genau definiert
   (2) klar definierte Sinnestäuschungen in Form von Wörtern oder Sätzen
   (3) verbale oder körperliche Handlungen oder Gefühlsäußerungen als Reaktion auf die Sinnestäuschungen

10. Olfaktorische Sinnestäuschungen
    (0) nicht vorhanden
    (1) vage: nicht genau definiert
    (2) klar definierte verbale oder körperliche Handlungen oder Gefühlsäußerungen als Reaktion auf die Sinnestäuschungen

11. Haptische Sinnestäuschungen
    (0) nicht vorhanden
    (1) vage: nicht genau definiert
    (2) klar definierte verbale oder körperliche Handlungen oder Gefühlsäußerungen als Reaktion auf die Sinnestäuschungen

12. Andere Sinnestäuschungen
    (0) nicht vorhanden
    (1) vage: nicht genau definiert
    (2) klar definierte verbale oder körperliche Handlungen oder Gefühlsäußerungen als Reaktion auf die Sinnestäuschungen

    Nicht genau bestimmbar? . . . . □□
    Näher beschreiben: . . . .
    . . . .

C. Veränderungen des Aktivitätsniveaus

13. Wandern, weg von zu Hause oder von der Bezugsperson
    (0) nicht vorhanden
    (1) leicht ausgeprägt, Zurückhalten ist nicht notwendig
    (2) so ausgeprägt, dass Zurückhalten erforderlich ist
    (3) verbale, körperliche oder gefühlsmäßige Äußerungen auf Versuche, das Wandern zu verhindern.

Summenscore ⬜
→

14. Planlose Aktivität
    (0) nicht vorhanden
    (1) wiederholte planlose Aktivität (z. B. Öffnen und Schließen von Brieftasche, Ein- und
        Auspacken von Kleidern, wiederholtes An- und Ausziehen von Kleidern, Öffnen und
        Schließen von Schubladen, beharrliches Wiederholen von Forderungen oder Fragen)
    (2) Umhergehen und andere planlose Aktivität, die Beschränkung erforderlich macht
    (3) körperliche Schädigung infolge planloser Aktivität

15. Zweckwidrige Handlungen
    (0) nicht vorhanden
    (1) zweckwidrige Handlungen (z. B. Sammeln oder Verstecken von Gegenständen an
        ungeeignetem Ort, z.B. dass Kleidungsstücke in den Papierkorb geworfen oder
        leere Teller in den Herd gestellt werden oder z.B. unangemessenes sexuelles Ver-
        halten wie Entblößen)
    (2) zweckwidrige Handlungen in einem Maß vorhanden, dass Einschränkung erfor-
        derlich ist
    (3) nicht zweckmäßige Handlungen in einem Maß vorhanden, dass Einschränkung
        erforderlich ist, die Wut und aggressives Verhalten hervorruft.

D. Aggressivität

16. Verbale Ausbrüche
    (0) nicht vorhanden
    (1) vorhanden (einschließlich ungewohntem Gebrauch von derber oder beleidigen-
        der Sprache)
    (2) vorhanden und begleitet von Wut
    (3) vorhanden, begleitet von Wut und eindeutig gegen andere Personen gerichtet

17. Körperliche Drohungen und/oder Gewalttätigkeit
    (0) nicht vorhanden
    (1) drohendes Verhalten
    (2) körperliche Gewalttätigkeit
    (3) heftige körperliche Gewalttätigkeit

18. Unruhe (andere als erwähnt)
    (0) nicht vorhanden
    (1) vorhanden
    (2) vorhanden mit emotionaler Beteiligung
    (3) vorhanden mit emotionaler und körperlicher Beteiligung

Nicht genau bestimmbar? . . . . □□
Näher beschreiben: . . . .
. . . .

Summenscore   ☐

→

E.   Beeinträchtigungen des Tagesrhythmus

19. Störungen von Tag/Nacht
    (0) nicht vorhanden
    (1) wiederrholtes Erwachen während der Nacht
    (2) 50–75 % des früheren Schlafzyklus bei Nacht
    (3) vollständige Störung des Tag/Nacht-Rhythmus (d. h. weniger als 50% des früheren Schlafzyklus bei Nacht)

23. Andere Ängste
    (0) nicht vorhanden
    (1) vorhanden
    (2) vorhanden und beunruhigend für die Bezugsperson
    (3) vorhanden und für die Bezugsperson nicht tragbar

    Nicht genau bestimmbar? . . . . □□
    Näher beschreiben: . . . .
    . . . .

F.   Affektive Störungen

20. Weinerlichkeit
    (0) nicht vorhanden
    (1) vorhanden
    (2) vorhanden und begleitet von eindeutig affektiver Komponente
    (3) vorhanden und begleitet von affektiver und körperlicher Komponente (z.B. Händeringen und ähnliche Gesten)

21. Depressive Stimmung (andere als erwähnt)
    (0) nicht vorhanden
    (1) vorhanden (z.B. gelegentliche Äußerungen: „Ich wünschte, ich wäre tot", ohne eindeutig affektive Begleitsymptome)
    (2) vorhanden mit eindeutigen Begleitsymptomen (z.B. Todesgedanken)
    (3) vorhanden mit emotionalen und körperlichen Begleitsymptomen (z.B. Suizidgebärden)

    Nicht genau bestimmbar? . . . . □□
    Näher beschreiben: . . . .
    . . . .

Summenscore   ☐

→

G. Angstzustände

22. Angst in Bezug auf kommende Ereignisse
    (0) nicht vorhanden
    (1) vorhanden: wiederholte Fragen und/oder andere Aktivitäten in Bezug auf kommende Termine und/oder Ereignisse
    (2) vorhanden und beunruhigend für die Bezugsperson
    (3) vorhanden und für die Bezugsperson nicht tragbar

24. Befürchtung, alleingelassen zu werden
    (0) nicht vorhanden
    (1) vorhanden: Furcht vor dem Alleinsein wird geäußert
    (2) Befürchtung wird geäußert und reicht aus, dass eine entsprechende Handlung von seiten der Bezugsperson erforderlich ist
    (3) Befürchtung wird geäußert und reicht aus, dass der Patient ständig der Begleitung bedarf

25. Andere Ängste
    (0) nicht vorhanden
    (1) vorhanden
    (2) vorhanden in einem Maß, dass von Seiten der Bezugsperson eine entsprechende Handlung erforderlich ist.
    (3) vorhanden und ausreichend, Aktivitäten des Patienten zu verhindern

    Nicht genau bestimmbar? . . . . □□
    Näher beschreiben: . . . .
    . . . .

Teil II: Globale Einschätzung

Die oben genannten Beeinträchtigungen sind in einem Maß vorhanden, dass sie
    (0) die Bezugsperson nicht beunruhigen oder für den Patienten nicht gefährlich sind
    (1) in geringem Grade die Bezugsperson beunruhigen oder für den Patienten gefährlich sind
    (2) in mäßigem Grade die Bezugsperson beunruhigen oder für den Patienten gefährlich sind
    (3) in hohem Grade die Bezugsperson beunruhigen oder für den Patienten gefährlich sind

Summenscore [   ]

Gesamtscore [   ]

Kasten 7.5: Behavioral Pathology in Alzheimer's Disease Rating Scale (BEHAVE-AD; Reisberg et al. 1987; übers. G. S.). Sie erfasst die Beeinträchtigung durch Verhaltensstörungen. Die Skala wird von Experten auf der Basis des klinischen Befundes ausgefüllt.

Neuropsychiatrisches Inventar (NPI)

Bitte beurteilen Sie den Zeitraum der letzten vier Wochen. Befragen Sie die Bezugsperson.

Name: _____

Geburtsdatum: _____

Symptome	Nicht vorhanden X	Häufig-keit[1] 1 2 3 4	Schwere-grad[2] 1 2 3	H x 5	Belastung[3] 0 1 2 3 4 5
A Wahnvorstellungen	☐	☐	☐	☐	☐
B Halluzinationen	☐	☐	☐	☐	☐
C Erregtheit	☐	☐	☐	☐	☐
D Depression/Dysphorie	☐	☐	☐	☐	☐
E Angst	☐	☐	☐	☐	☐
F Euphorie/Hochstimmung	☐	☐	☐	☐	☐
G Apathie	☐	☐	☐	☐	☐
H Enthemmung	☐	☐	☐	☐	☐
I Reizbarkeit/Labilität	☐	☐	☐	☐	☐
J Abnormes motorisches Verhalten	☐	☐	☐	☐	☐
K Schlafstörungen	☐	☐	☐	☐	☐
L Appetit und Essstörungen	☐	☐	☐	☐	☐

[1]Häufigkeit 1 = Gelegentlich (weniger als 1 x pro Woche)
2 = Öfter (etwa 1 x pro Woche)
3 = Häufig (mehrmals pro Woche, aber nicht täglich)
4 = Sehr häufig (jeden Tag, im Grunde genommen ständig vorhanden).

[2]Schweregrad 1 = Gering (geringe Belastung des Patienten)
2 = Mittel (starke Belastung, aber eine Beeinflussung durch Bezugsperson noch möglich).
3 = Hochgradig (ausgeprägte Belastung, der Patient ist schwierig zu beeinflussen).

[3]Emotionale Belastung 0 = Überhaupt nicht belastend   3 = Mässig belastend
1 = Minimal belastend   4 = Schwer belastend
2 = Leicht belastend   5 = Sehr schwer belastend

Name: _____

Datum: _____

Kasten 7.6: Neuropsychiatrisches Inventar (NPI; Original von Cummings et al. 1994). Sie erfasst die Beeinträchtigung durch Verhaltensstörungen. Die Skala wird von Experten auf der Basis eines Gespräches mit den Angehörigen ausgefüllt.

7.6.4　Skalen zur Erfassung des Gesamtzustands und der Belastung durch die Demenz

Globalurteil

Für die Einschätzung der Demenzschwere werden vor allem drei Skalen eingesetzt. Die hierzu auch verwendete NOSGER wurde bereits besprochen. Die *Global Deterioration Scale* (GDS; Reisberg et al. 1982; s. Kasten 7.7) erlaubt eine schnelle Zuordnung zu einem von sieben Stadien. Danach beschreiben die Stadien 1 bis 3 Beschwerdefreiheit, subjektive und erste Beschwerden, die Stadien 4 bis 7 zunehmende Demenzschweregrade. Das *Clinical Dementia Rating* (CDR; Hughes et al. 1982; Morris 1993) beschreibt im Stadium 0 Beschwerdefreiheit, im Stadium 0,5 fragliche Demenzsymptome, was auch in die Definition der leichten kognitiven Beeinträchtigung mit eingeht (s. Abschnitt 6.4). Die Stadien 1 bis 3 beschreiben milde, mäßige und schwere Demenzgrade.

Aktivitäten des täglichen Lebens

Zur Erfassung der so genannten Aktivitäten des täglichen Lebens (activities of daily living = ADL) wird in der Regel entweder der *Barthel-Index* (Mahoney/Barthel 1965) oder die *IADL-Skala nach Lawton und Brody* (1969; s. Kasten 7.8) eingesetzt. Beide lassen sich bei Kenntnis der PatientInnen rasch ausfüllen.

Belastung der Angehörigen

Die Belastung der Angehörigen wird international oft mit der *Zarit Burden Scale* (Zarit et al. 1980), im deutschsprachigen Raum in letzter Zeit mit der sehr ähnlichen *Häuslichen Pflegeskala* (HPS; Gräßel 2001; s. Kasten 7.9) untersucht. Beide Skalen benötigen etwa 20 Minuten zur Bearbeitung.

Ökonomie

Die (ökonomische) Belastung durch die Pflege von Demenzkranken wird inzwischen vielerorts durch die *Resource Utilization in Dementia* (RUD; Wimo et al. 1998; s. Kasten 7.10) erfasst.

Global Deterioration Scale (GDS)

Die GDS ist eine **Fremdbeurteilungsskala**, d. h. das Ergebnis entsteht durch Interpretation des Untersuchers. Bewertungsgrundlage ist dabei ein **10-minütiges klinisches Interview**.

Folgende Stufen werden unterschieden:

■ **GDS 1:** *Keinerlei kognitive Leistungseinbußen.* Diese Gruppe wird oft als Kontrollgruppe angeführt.

→

■ **GDS 2:** *Zweifelhafte kognitive Leistungseinbußen*, d. h. vom Patienten werden subjektive Beschwerden genannt, die aber in klinischen Tests nicht objektivierbar sind.

■ **GDS 3:** *Geringe kognitive Leistungseinbußen*. Typische Symptome sind: Orientierungsprobleme an fremden Orten, reduzierte Arbeitsleistung im Beruf, Wortfindungsstörungen, Probleme mit dem Merken neuer Namen, Verlegen oder Verlieren von Wertgegenständen sowie Konzentrationsdefizite. Der Patient beginnt, seine Defizite zu leugnen, leidet aber unter Angst. Die Defizite fallen nicht sofort auf, sondern sind nur durch ausführliche klinische Tests nachweisbar.

■ **GDS 4:** *Mäßige kognitive Leistungseinbußen*. Typische Symptome sind Defizite bei der Kenntnis aktueller oder kurz zurückliegender Ereignisse, dem Erinnern der eigenen Biographie, der Durchführung serieller Subtraktionen und im Umgang mit Geld. Komplexe Aufgaben können nicht mehr bewältigt werden. Der Patient leugnet seine Defizite und beginnt, Situationen mit höheren Anforderungen zu vermeiden.

■ **GDS 5:** *Mittelschwere kognitive Leistungseinbußen*. Der Patient kommt ohne fremde Hilfe nicht mehr zurecht. Er hat Schwierigkeiten, sich an seine Adresse, Telefonnummer und die Namen engerer Familienangehöriger zu erinnern. Der eigene Name, der des Ehepartners und die der Kinder sind ihm dagegen noch präsent. Es treten Probleme bei der Auswahl situations- und wetteradäquater Kleidung auf, Essen und Toilettengang können aber noch alleine bewältigt werden.

■ **GDS 6:** *Schwere kognitive Leistungseinbußen*. Der eigene Name ist meist noch bekannt, der des Ehepartners kann gelegentlich vergessen werden. Bekannte können meist noch von unbekannten Personen unterschieden werden. Kurz zurückliegende Ereignisse und Erfahrungen sind dagegen nicht mehr bekannt, ebenso Teile der Biographie. Zählen kann Probleme bereiten, oft ist der Tag / Nacht – Rhythmus gestört. Persönlichkeitsveränderungen und Gefühlsstörungen treten in den Vordergrund. Mögliche Störungen sind Verfolgungsdenken, Zwangs- und Angstsymptome sowie Apathie.

■ **GDS 7:** *Sehr schwere kognitive Leistungseinbußen*. Oft völliger Sprachverlust, Inkontinenz, Verlust grundlegender psychomotorischer Fähigkeiten (z. B. Laufen). Das Gehirn scheint den Körper nicht mehr steuern zu können.

Wert: ◻

Kasten 7.7: Global Deterioration Scale (GDS; Reisberg et al. 1982; dt. Fassung von Ihl/Frölich 1991 in CIPS 2005). Diese Skala ist eine der meistverwendeten zur globalen Schweregradeinschätzung bei Demenz.

Instrumental Activities of Daily Living Scale (IADL)

Datum:

Name:

A Fähigkeit zum Telefonieren
1. Telefoniert eigenständig, schaut Nummern nach und wählt diese etc.   1
2. Wählt nur noch gut bekannte Nummern   1
3. Geht ans Telefon, ruft aber selber nicht an   1
4. Telefoniert überhaupt nicht   0

B Einkaufen
1. Regelt den Einkauf völlig selbständig   1
2. Erledigt kleine Einkäufe selbst   0
3. Muss bei jedem Einkauf begleitet werden   0
4. Nicht in der Lage einzukaufen   0

C Nahrungszubereitung
1. Bereitet Mahlzeiten angemessen vor und zu   1
2. Bereitet das Essen, wenn die Zutaten bereitgestellt werden   0
3. Bereitet zwar noch die Mahlzeiten, kann jedoch keinen Ernährungsplan einhalten   0
4. Muss bezüglich der Ernährung versorgt werden   0

D Haushalt
1. Führt den Haushalt völlig selbständig (mit Ausnahme vorübergehender Unterstützung) 1
2. Führt leichte Hausarbeiten durch wie Abwaschen, Betten machen   1
3. Führt leichte Hausarbeiten durch, diese jedoch unzureichend   1
4. Braucht Unterstützung für alle Haustätigkeiten   1
5. Macht im Haushalt nichts   0

E Wäsche
1. Versorgt die eigene Wäsche selbst   1
2. Macht noch Handwäschen   1
3. Die gesamte Wäsche muss von anderen gemacht werden   0

F Fortbewegung
1. Reist unabhängig in öffentlichen Verkehrsmitteln oder fährt selbst Auto 1
2. Organisiert eigene Reisen mit dem Taxi, benutzt jedoch keine öffentlichen
   Transportmittel   1
3. Benutzt öffentliche Transportmittel, wenn jemand dabei ist   1
4. Reist nur noch mit dem Taxi oder Auto mit Unterstützung anderer   0
5. Reist gar nicht   0

Summenscore [   ]
→

G   Verantwortung für die eigenen Medikamente
1. Nimmt Medikamente selbstverantwortlich und korrekt ein   1
2. Nimmt Medikamente korrekt ein, wenn sie entsprechend bereitgestellt sind   0
3. Kann die Medikamente nicht mehr selber verabreichen   0

H   Regelung finanzieller Angelegenheiten
1. Regelt finanzielle Angelegenheiten unabhängig (Haushalt, Schecks,
   Rechnungen, geht zur Bank, führt Buch)   1
2. Erledigt die täglichen Einkäufe, braucht jedoch Unterstützung bei
   Bankgeschäften und größeren Einkäufen   1
3. Unfähig, mit Geld umzugehen   0

Körperliche Versorgung

A   Toilettengang
1) Erledigt Toilettengänge selbständig, keine Inkontinenz   1
2) Muss mitunter erinnert werden oder braucht Hilfe bei der Reinigung nach
   dem Toilettengang   0
3) Nächtliche Inkontinenz mehr als ein Mal in der Woche   0
4) Inkontinenz tagsüber mehr als ein Mal in der Woche   0
5) Keine Kontrolle von Blase und Darm   0

B   Ernährung
1) Isst ohne Unterstützung   1
2) Braucht leichte Unterstützung, z. B. bei der Nahrungsmittelpräparation
   oder beim Aufräumen   0
3) Braucht mittlere Unterstützung bei der Nahrungsaufnahme   0
4) Braucht umfassende Unterstützung bei allen Mahlzeiten   0
5) Die Nahrungsaufnahme ist nicht mehr möglich   0

C   Anziehen
1) Kleidet sich selbst und wählt die Kleider aus dem Schrank   1
2) Kleidet sich selbst mit leichter Unterstützung   0
3) Braucht mäßige Unterstützung beim Anziehen bzw. bei der Kleidungsauswahl   0
4) Braucht erhebliche Hilfe beim Anziehen, aber kooperiert bei Unterstützung   0
5) Völlige Unfähigkeit, sich selbst zu kleiden und Bekleidung auszuwählen   0

Summenscore   ▢

→

D   Körperpflege / Verwahrlosung
1) Immer sauber gekleidet, gepflegt, ohne fremde Hilfe   1
2) Adäquate Selbstpflege mit gelegentlicher geringer Unterstützung,
   z.B.beim Rasieren   0
3) Mäßige und regelmäßige Unterstützung bei der Körperpflege   0
4) Völlige Unterstützung bei der Körperpflege nötig, aber in der Lage,
   Sauberkeit zu erhalten   0
5) Aktiver Widerstand gegen alle Körperpflege   0

E   Körperliche Beweglichkeit
1) Läuft durch die Stadt/Ort   1
2) Läuft mit Pausen bzw. zumindest einen Wohnblock weiter   0
3) Läuft mit Unterstützung durch (bitte ankreuzen)
   a ( ) Stock, b ( ) Tetraped, c ( ) Rollstuhl   0
   (1) kann ohne Hilfe ein- und aussteigen
   (2) braucht Unterstützung beim Ein- und Aussteigen
4) Kann alleine im Stuhl sitzen / im Rollstuhl sitzen, aber sich in diesem nicht
   ohne Hilfe fortbewegen   0
5) Die meiste Zeit bettlägerig   0

F   Baden
1) Badet selbst ohne Hilfe   1
2) Badet selbst, braucht Hilfe beim Ein- und Aussteigen   0
3) Wäscht sich Gesicht und Hände, reinigt aber nicht den übrigen Körper   0
4) Wäscht sich zwar nicht selbst, aber lässt sich waschen   0
5) Wäscht sich nicht und wehrt sich auch gegen Wäsche durch andere   0

Summenscore □

Gesamtscore □

Kasten 7.8: Instrumental Activities of Daily Living Scale (IADL; Original von Lawton/Brody 1969). Skala zur Erfassung der Beeinträchtigung im Alltag und damit des Pflege- und Unterstützungsbedarfs.

Häusliche Pflege-Skala (HPS)

Datum:

Name:

Zu den nachfolgenden Aussagen bitten wir Sie um Angaben, die in Zusammenhang mit ihrer **gegenwärtigen** Situation stehen. In den Aussagen wird nicht zwischen Betreuung und Pflege unterschieden. Mit den Wort „Pflege" ist beides gemeint.

Kreuzen Sie zu jeder Aussage die Spalte an (rechts daneben), die für Sie **am ehesten** zutrifft.

Bitte beantworten Sie jede Frage!

	stimmt genau	stimmt über- wiegend	stimmt ein wenig	stimmt nicht
1. Ich fühle mich morgens ausgeschlafen.	☐	☐	☐	☐
2. Durch die Pflege hat die Zufriedenheit mit meinem Leben gelitten.	☐	☐	☐	☐
3. Ich fühle mich oft körperlich erschöpft.	☐	☐	☐	☐
4. Ich habe hin und wieder den Wunsch, aus meiner Situation „auszubrechen".	☐	☐	☐	☐
5. Ich vermisse es, über die Pflege mit anderen sprechen zu können.	☐	☐	☐	☐
6. Mir bleibt genügend Zeit für meine eigenen Interessen und Bedürfnisse.	☐	☐	☐	☐
7. Ich fühle mich von dem/der Pflege- bedürftigen manchmal ausgenützt.	☐	☐	☐	☐
8. Ich kann außerhalb der Pflegesituation abschalten.	☐	☐	☐	☐
9. Es fällt mir leicht, dem/der Pflegebedürftigen bei den notwendigen Dingen zu helfen (z. B. beim Waschen und Essen).	☐	☐	☐	☐
10. Ich empfinde mich manchmal nicht mehr richtig als „ich selbst".	☐	☐	☐	☐
11. Die von mir geleistete Pflege wird von anderen entsprechend anerkannt.	☐	☐	☐	☐

→

	stimmt genau	stimmt über- wiegend	stimmt ein wenig	stimmt nicht
12. Mein Lebensstandard hat sich durch die Pflege verringert.	☐	☐	☐	☐
13. Ich habe das Gefühl, dass mir die Pflege aufgedrängt wurde.	☐	☐	☐	☐
14. Die Wünsche des/der Pflegebedürftigen sind meiner Meinung nach angemessen.	☐	☐	☐	☐
15. Ich habe das Gefühl, die Pflege „im Griff" zu haben.	☐	☐	☐	☐
16. Durch die Pflege wird meine Gesundheit angegriffen.	☐	☐	☐	☐
17. Ich kann mich noch von Herzen freuen.	☐	☐	☐	☐
18. Wegen der Pflege musste ich Pläne für meineZukunft aufgeben.	☐	☐	☐	☐
19. Es macht mir nichts aus, wenn Außenstehende die Situation des/der Pflegebedürftigen mitbekommen.	☐	☐	☐	☐
20. Die Pflege kostet viel von meiner eigenen Kraft.	☐	☐	☐	☐
21. Ich fühle mich „hin und her gerissen" zwischen den Anforderungen meiner Umgebung (z. B. Familie) und den Anforderungen durch die Pflege.	☐	☐	☐	☐
22. Ich empfinde den Kontakt zu dem/der Pflegebedürftigen als gut.	☐	☐	☐	☐
23. Wegen der Pflege gibt es Probleme mit anderen Familienangehörigen.	☐	☐	☐	☐
24. Ich habe das Gefühl, ich sollte mal wieder ausspannen.	☐	☐	☐	☐
25. Ich sorge mich aufgrund der Pflege um meine Zukunft.	☐	☐	☐	☐
26. Wegen der Pflege leidet meine Beziehung zu Familienangehörigen, Verwandten, Freunden und Bekannten.	☐	☐	☐	☐

→

	stimmt genau	stimmt über- wiegend	stimmt ein wenig	stimmt nicht
27. Das Schicksal des/der Pflegebedürftigen macht mich traurig.	☐	☐	☐	☐
28. Neben der Pflege kann ich meine sonstigen Aufgaben des täglichen Lebens meinen Vorstellungen entsprechend erledigen.	☐	☐	☐	☐

Wert ☐

Kasten 7.9: Häusliche Pflegeskala (HPS; Gräßel 2001, mit freundlicher Genehmigung des Vless Verlags). Sie dient zur Erfassung der Belastung der pflegenden Angehörigen.

Resource Utilization in Dementia (RUD)

Hinweis: *Dieser Abschnitt der Dokumentation soll über die Person Auskunft geben, welche die Patientin / den Patienten hauptsächlich versorgt. Falls sie nicht mit der bei der Untersuchung anwesenden Bezugsperson identisch ist, geben Sie die Seiten zum Ausfüllen mit und lassen sie zurückschicken.*

Primär versorgende Person

Alter [Jahre]   ☐☐

		Bewertung
Geschlecht	1 = weiblich 2 = männlich	

		Bewertung
Beziehung zur Patientin / zum Patienten	1 = Ehefrau 2 = Ehemann 3 = Kind 4 = Bekannter / Freund 5 = andere (prof. Personal gilt nicht)	

→

		Bewertung
Familienstand	1 = verheiratet / zusammenlebend 2 = Nie verheiratet 3 = getrennt / geschieden 4 = verwitwet	

Wie viele Kinder leben gegenwärtig mit Ihnen zusammen?

		Bewertung
Leben Sie mit der Patientin / dem Patienten zusammen?	1 = nein 2 = ja	

Zeitaufwand der versorgenden Person

Wie viel Zeit haben Sie im letzten Monat üblicherweise pro Tag darauf verwendet, dem Patienten bei Tätigkeiten wie Toilettengang, Essen, Ankleiden, Körperpflege, Gehen oder Baden zu helfen? Bitte geben Sie die Stunden pro Tag an.

An wie vielen Tagen im letzten Monat haben Sie den Patienten mit solchen Hilfestellungen versorgt? Bitte geben Sie die Anzahl der Tage an.

Wie viel Zeit haben Sie im letzten Monat üblicherweise pro Tag darauf verwendet, dem Patienten bei Tätigkeiten wie Einkaufen, Zubereiten von Mahlzeiten, Haushaltsführung, Wäsche, Benützen von Verkehrsmitteln, Einnahme von Medikamenten und Erledigung von Geldangelegenheiten zu helfen? Bitte geben Sie die Anzahl der Stunden pro Tag an.

An wie vielen Tagen im letzten Monat haben Sie den Patienten mit solchen Hilfestellungen versorgt? Bitte geben Sie die Anzahl der Tage an.

→

Bitte mit Hilfe der Bezugsperson bearbeiten

Berufstätigkeit der versorgenden Person

		Bewertung
Gehen Sie derzeit einer bezahlten beruflichen Tätigkeit nach?	1 = nein 2 = ja	

Falls nein, beantworten Sie bitte die folgende Frage:

		Bewertung
Warum haben Sie aufgehört, zu arbeiten?	1 = habe nie gearbeitet 2 = habe das Rentenalter erreicht 3 = bin vorzeitig berentet worden (nicht aus Krankheitsgründen) 4 = bin entlassen worden 5 = wegen eigener gesundheitlicher Probleme 6 = um für die Patientin / den Patienten zu sorgen 7 = sonstige Gründe 9 = trifft nicht zu	

Falls ja, beantworten Sie bitte die folgenden Fragen:

Wie viele Stunden pro Woche arbeiten Sie gegen Bezahlung?

		Bewertung
Werden Sie dafür bezahlt, dass Sie die Patientin / den Patienten für einen Teil dieser Stunden auch versorgen?	1 = nein 2 = ja	

		Bewertung
Mussten Sie im letzten Monat Ihre wöchentliche Arbeitszeit wegen Ihrer pflegerischen Aufgaben verkürzen?	1 = nein 2 = ja	

Bitte geben Sie für den letzten Monat an, wie oft Ihre pflegerischen Aufgaben Ihre Berufstätigkeit in folgender Weise beeinträchtigt haben:

Ich habe einen ganzen Arbeitstag gefehlt. Wie oft?
(99 = nicht zutreffend)

Ich habe einen Teil des Arbeitstags gefehlt. Wie oft?
(99 = nicht zutreffend)

$\rightarrow$

Inanspruchnahme von Gesundheitsdiensten durch die versorgende Person

		Bewertung
Sind Sie während des letzten Monats in ein Krankenhaus aufgenommen worden (länger als 24 Stunden)?	1 = nein 2 = ja	

Falls ja: wie oft sind Sie im letzten Monat in ein Krankenhaus aufgenommen worden? Falls nein, bitte 99 eintragen.

Für jede Krankenhausaufnahme (während des letzten Monats) geben Sie bitte die Diagnose oder den Grund der Einweisung an.

Aufenthalt Nr.	Hauptdiagnose und Grund	ICD Nr. (falls möglich)
1		
2		
3		
4		

Bitte geben Sie an, wie viele Nächte Sie in den jeweiligen Abteilungen insgesamt verbracht haben.

Krankenhausabteilung	Anzahl der Nächte
Geriatrie	
Psychiatrie	
Innere Medizin	
Chirurgie	
Andere (bitte angeben, welche)	

		Bewertung
Sind Sie während des letzten Monats in einer Notaufnahme behandelt worden (kürzer als 24 Stunden)	1 = nein 2 = ja	

Falls ja: wie viele Male? (99 = nicht zutreffend)

→

Sind Sie während des letzten Monats durch einen Arzt, Krankengymnasten, Psychologen oder durch einen Spezialisten eines anderen Heilberufs behandelt worden?	1 = nein 2 = ja	Bewertung

Falls ja, bitte geben Sie die Anzahl der Besuche für jede der nachstehend aufgeführten Behandlungsarten an.

Art der Behandlung	Anzahl der Besuche
Allgemeinarzt	
Geriater (Arzt für Altersmedizin)	
Neurologe	
Psychiater	
Physiotherapeut (Krankengymnast)	
Ergotherapeut (Beschäftigungstherapeut)	
Sozialpädagoge	
Psychologe	
Andere (bitte angeben, welche)	

Nehmen Sie gegenwärtig Medikamente ein (auf Rezept oder rezeptfrei)?	1 = nein 2 = ja	Bewertung

Falls ja, geben Sie bitte nach Möglichkeit den Namen des Medikaments / der Medikamente, die Dosierung und die Einnahmeweise an.

Name des Medikaments	Dosis [mg]	Dosen pro Tag	An wie vielen Tagen im letzten Monat eingenommen

→

Patientin / Patient

Wohnsituation der Patientin / des Patienten

		Bewertung
Bitte geben Sie die gegenwärtige Wohnsituation der Patientin / des Patienten an	1 = in eigener Wohnung 2 = Wohngemeinschaft, betreutes Wohnen 3 = Spezielle Pflegeeinrichtung für Demenzkranke 4 = Pflegeheim 5 = Andere	

Falls die Patientin / der Patient in ihrer / seiner eigenen Wohnung lebt, mit wem lebt sie / er zusammen?

	Bewertung
1 = Allein 2 = Ehepartner / Lebensgefährte 3 = andere 9= tritt nicht zu	

Inanspruchnahme von Gesundheitsdiensten durch die Patientin / den Patienten

		Bewertung
Ist die Patientin / der Patient während des letzten Monats in ein Krankenhaus aufgenommen worden (länger als 24 Stunden)?	1 = nein 2 = ja	

Falls ja: wie oft wurde die Patientin / der Patient in ein Krankenhaus aufgenommen?

Für jede Krankenhausaufnahme (während des letzten Monats) geben Sie bitte die Diagnose oder den Grund der Einweisung an.

Aufenthalt Nr.	Hauptdiagnose und Grund	ICD Nr. (falls möglich)
1		
2		
3		
4		

→

Bitte geben Sie an, wie viele Nächte die Patientin / der Patient in den jeweiligen Abteilungen insgesamt verbracht hat.

Krankenhausabteilung	Anzahl der Nächte
Geriatrie	
Psychiatrie	
Innere Medizin	
Chirurgie	
Andere (bitte angeben, welche)	

		Bewertung
Ist die Patientin / der Patient während des letzten Monats in einer Notaufnahme behandelt worden (kürzer als 24 Stunden)?	1 = nein 2 = ja	

Falls ja: wie viele Male?

		Bewertung
Ist die Patientin / der Patient während des letzten Monats durch einen Arzt, Krankengymnasten, Psychologen oder durch einen Spezialisten eines anderen Heilberufs behandelt worden?	1 = nein 2 = ja	

Falls ja, bitte geben Sie die Anzahl der Besuche für jede der nachstehend aufgeführten Behandlungsarten an.

Art der Behandlung	Anzahl der Besuche
Allgemeinarzt	
Geriater (Arzt für Altersmedizin)	
Neurologe	
Psychiater	
Physiotherapeut (Krankengymnast)	
Ergotherapeut (Beschäftigungstherapeut)	
Sozialpädagoge	
Psychologe	
Andere (bitte angeben, welche)	

→

Hat die Patientin / der Patient während des letzten Monats durch eine Dienstleistung wie Besuche durch eine Krankenschwester, Essen auf Rädern oder Tagespflege in Anspruch genommen?	1 = nein 2 = ja	Bewertung

Falls ja, bitte geben Sie für jede der nachstehend aufgeführten Dienstleistungen an, wie oft sie von der Patientin / dem Patienten während des letzten Monats in Anspruch genommen worden ist und wie lange die Besuche durchschnittlich gedauert haben.

Art der Dienstleistung	Anzahl der Besuche	Stunden pro Besuch
Gemeindeschwester / Sozialdienst		
Haushaltshilfe		
Essen auf Rädern		
Tagesbetreuung		
Transportdienst		
Andere (bitte angeben welche)		
Sozialpädagoge		
Psychologe		
Andere (bitte angeben, welche)		

Kasten 7.10: Resource Utilization in Dementia (RUD; Wimo et al. 1998; übers. v. G. S.). Die Skala erfasst die gesundheitsökonomischen Folgen der Demenz und wird immer häufiger in Untersuchungen eingesetzt.

7.7   Labor

7.7.1   Blutuntersuchungen, genetische Tests

Routine

In den üblichen Routineuntersuchungen können Hinweise auf mögliche somatische Ursachen gewonnen werden. Relativ große Einigkeit besteht in den Leitlinien, dass eine *Routinebestimmung von TSH und Vitamin B$_{12}$* erfolgen sollte (Müller et al. 2003). Hypothyreosen sind im Alter häufig und gehen eher nicht mit einer typischen Klinik einher (Bemben et al. 1994a, b). Das Vitamin-B_{12}-Mangelsyndrom lässt sich allein über eine indirekte Bestimmung von typischen Blutbildveränderungen nur in etwa 25 % aller Fälle nachweisen, weshalb die direkte Quantifizierung sinnvoll ist (Nilsson-Ehle 1998). Die *Lues-Serologie* ist oftmals kein Routineverfahren mehr, erscheint jedoch bei der Kriegsgeneration noch und bei der „AIDS-Generation" wieder indiziert, wenngleich eine zerebale Lues selten geworden ist.

Bei den Spezialuntersuchungen ist insbesondere der *Kupfer-*   **Spezial-**
stoffwechsel zur Diagnose des Morbus Wilson von Bedeutung   **untersuchungen**
(s. Abschnitte 3.5 und 5.7). Eine erhöhte Kupferausscheidung im 24-Stunden-Sammelurin, ein erniedrigter Kupfer-Serum-Spiegel sowie ein erniedrigtes Serum-Zäruloplasmin treten jeweils in über 80 % der Fälle auf. Die *HIV-Serologie* und die Suche nach rheumatischen Erkrankungen sollte bei entsprechender Anamnese erfolgen.

Genetische Untersuchungen gehören mit großem Konsens nicht zur Routinediagnostik (Müller et al. 2003). Die Bestimmung des Phänotyps des *ApoE* erlaubt den Nachweis eines Vulnerabilitätsmarkers für die DAT, ist jedoch für die Diagnose bzw. Differentialdiagnose nicht einsetzbar (s. Abschnitt 2.1). In der nichtdementen Normalbevölkerung findet sich das ApoE-ε4 bei 10 bis 20 %, bei PatientInnen mit DAT in etwa 60 % der Fälle (Farrer et al. 1997). Die Diagnose der Chorea Huntington kann durch humangenetische Analysen des *Chromosom 4* gesichert werden (s. Abschnitte 3.5 und 5.8).

7.7.2   Liquordiagnostik

Eine Liquordiagnostik sollte auf jeden Fall bei jüngeren De-   **Indikation für die**
menzpatientInnen und bei unklarer Anamnese bzw. Verdacht   **Liquoruntersuchung**
auf entzündliche oder neoplastische Genese der Demenz erfolgen, z. B. bei Verdacht auf CJD oder AIDS-Demenz-Komplex. In der Routinediagnostik werden Liquoruntersuchungen jedoch heute nicht empfohlen. Die *Liquordiagnostik der CJD* hat inzwischen eine sehr hohe diagnostische Sensitivität mit dem Nachweis des 14-3-3-Proteins sowie einer Erhöhung des S-100- und des Tau-Proteins (Otto et al. 1999; van Everbroeck et al. 2004). Die *Messung des Liquordrucks* bzw. eine probatorische Liquor-

entnahme ist bei Verdacht auf einen Normaldruckhydrozephalus präoperativ angezeigt.

Aus den Kenntnissen um die neuropathologischen Veränderungen bei den Demenzen erwuchsen Versuche, im Liquor die relevanten Proteine nachzuweisen.

nützliche Biomarker Kriterien für nützliche Biomarker wurden im Konsens festgelegt über das „Ronald and Nancy Reagan Research Institute of the Alzheimer's Association" und das „National Institute on Aging Working Group" (Consensus Report 1998; Frank et al. 2003). Danach sollte ein Biomarker eine Beziehung zur Neuropathologie bzw. Pathophysiologie aufweisen und in neuropathologisch validierten Studien untersucht werden. Die Sensitivität und die Spezifität für die Diagnose der DAT sollten jeweils über 80 % liegen. Dies ist aber bis heute, wie im Folgenden gezeigt wird, noch nicht der Fall, zumal in der Regel sehr selektierte Klientele untersucht worden sind.

Tau-Protein Wie bereits im Abschnitt 3.1 ausgeführt, findet sich Tau unter physiologischen Umständen intrazellulär. Nicht nur bei degenerationsbedingten Schäden im ZNS tritt es jedoch aus den Neuronen in den Liquor über. Dabei ist es besonders hoch bei erheblicher und rasch eintretender/fortschreitender Krankheit wie Schlaganfällen, der CJD oder Schädel-Hirn-Traumata, während es bei Krankheiten mit begrenzter oder langsam einsetzender/ fortschreitender neuronaler Schädigung nicht oder nur gering erhöht ist. Letzteres gilt für die Alkohol-Demenz, die Parkinson-Krankheit, die progressive supranukleäre Paralyse oder die kortikobasale Degeneration.

In der Mehrheit der mittlerweile mehr als 50 Studien wurden andere Demenzen im Vergleich untersucht. Dabei fand sich eine inkonsistente Beziehung zur Demenzschwere. *Je nach Studie schwankte die Spezifität für die DAT zwischen 65 % und 86 % und die Sensitivität für die DAT zwischen 40 % und 86 %.* Bei DAT fanden sich im Mittel etwa dreimal höhere Werte als bei Kontrollen. Unsicher bleibt eine Erhöhung bei FTD, VaD, DLB sowie die Veränderung der Werte im (individuellen) Verlauf. Während sich in der Demenzgruppe keine Korrelationen zwischen Tau-Spiegeln und dem Alter der PatientInnen zeigte, war dies bei den Kontrollen eher der Fall (Hampel et al. 2004).

Aβ-Proteine Die Reduktion dieses Proteins im Liquor soll indirekt die Ablagerung des Proteins in den Plaques reflektieren (s. Abschnitt 3.1; Sunderland et al. 2003). Inzwischen fand sich allerdings auch eine Reduktion des Proteins bei Krankheiten ohne Plaque-Bildung. Mehr als die Häfte der Studien (über 1.000 PatientInnen bisher) hatte auch andere Demenzen als Vergleich. Dabei zeigte sich dann, dass Aß1-42 auch bei der Parkinson-Krankheit, der DLB und in einem erheblichen Prozentsatz von VaD und FTD verringert nachweisbar war (Hampel et al. 2004).

7.8 Neurophysiologische Untersuchungen

Zu den neurophysiologischen Untersuchungen, die bei Demenz- **EEG** verdacht eingesetzt werden, gehört vor allem die Elektroenzephalographie (EEG). Es kann dabei wertvolle Hinweise liefern, wenn metabolische oder pharmakogen induzierte Störungen vorliegen. Der Nachweis von Herdbefunden kann die Diagnose fokaler Hirnläsionen stützen. Zeichen erhöhter Krampfbereitschaft bei epileptischen Erkrankungen oder symptomatisch im Rahmen anderer Erkrankungen (z. B. DAT, VaD) haben Konsequenzen für die medikamentöse Therapie. *Allerdings gibt es keinen spezifischen Befund für irgendeine Demenzform.*

Hervorzuheben sind allenfalls die triphasischen Wellen bei der Creutzfeldt-Jakob-Erkrankung, die allerdings auch bei anderen Enzephalitiden bekannt sind. Bei der DAT findet sich eine erhebliche Überlappung zu den normalen Altersveränderungen, sodass – wie auch bei anderen Verfahren – hier oft nur der Verlauf diagnostisch aussagekräftig ist. Bei der DAT zeigen sich dann eine Verlangsamung der Grundaktivität und eine Zunahme von Theta- und Delta-Wellen, vor allem temporal. Zu beachten ist, dass *ein formal normales EEG nicht zur Annahme einer funktionellen Störung berechtigt*, weil z. B. auch bei der FTD typischerweise lange im Krankheitsverlauf keinerlei pathologische Veränderungen auftreten (Hegerl/Möller 1997).

7.9 Bildgebende Verfahren

Methodisch spricht für die *Computertomographie* (CT) die bes- **Methoden** sere Verfügbarkeit von Geräten und größere Toleranz durch die PatientInnen. Die *Magnetresonanztomographie* (MRT) hat aber den Vorteil fehlender Strahlenbelastung, einer höheren Sensitivität z. B. für subkortikale Läsionen und drittens einer wesentlich genaueren Darstellung schädelbasisnaher Strukturen, insbesondere der bei der DAT besonders betroffenen Hippokampus-Amygdala-Region.

Eine sehr hohe diagnostische Sensitivität haben funktionelle bildgebende Verfahren, z. B. Untersuchungen des Glukose-Stoffwechsels mit der *Positronen-Emissionstomographie* (PET) oder Hirndurchblutungsuntersuchungen mit SPET (*Einzelphotonen-Emissionstomographie*). Während die PET derzeit der klinischen Routine aus Kosten- und Kapazitätsgründen kaum zur Verfügung steht, ist die SPET inzwischen in den meisten nuklearmedizinischen Abteilungen auch routinemäßig durchführbar. (Stoppe et al. 2000).

Indikation   Auf die Frage, ob nun wirklich jeder Patient, bei dem der Verdacht auf eine Demenz besteht, eine bildgebende Untersuchung erhalten sollte, wird kontrovers geantwortet. Die Leitlinien für die Demenzdiagnostik geben ebenfalls keine konsistente Empfehlung (Müller et al. 2003). So hält z. B. die American Academy of Neurology (1994) den Einsatz von diesen Untersuchungen nur für bis zu 80-Jährige durch wissenschaftliche Untersuchungen gestützt. Andere Leitlinien binden die Indikation an das Vorliegen bestimmter klinischer Kriterien. Sie verweisen darauf, dass Untersuchungsergebnisse, die zu einer Veränderung des therapeutischen Regimes führen würden, nur selten vorliegen würden. Eine Analyse kommt zu dem Schluss, dass eine CT in der Demenzdiagnostik bei über 65-jährigen PatientInnen immer in den folgenden Fällen gerechtfertigt ist (Foster et al. 1999). Es sind dies:

Indikation von CT/MRT
- Patient jünger als 65 Jahre
- Akuter Krankheitsbeginn
- Kurze Anamnese (weniger als 12 Monate)
- Mäßige und leichte Demenz (MMSE > 15)
- Untypischer Verlauf (z. B. sehr schnelle Progression)
- (Fokale) Neurologische Symptome
- Gangataxie und/oder Inkontinenz bereits in frühen Demenzstadien
- Schädel-Hirn-Trauma (auch „banal") in den letzten Wochen vor Beginn der Symptome
- Anamnestisch zerebrovaskulärer Insult
- Hinweise auf Krebsleiden in der Anamnese
- Hinweise auf (therapeutisch gewünschte) Blutgerinnungsstörung

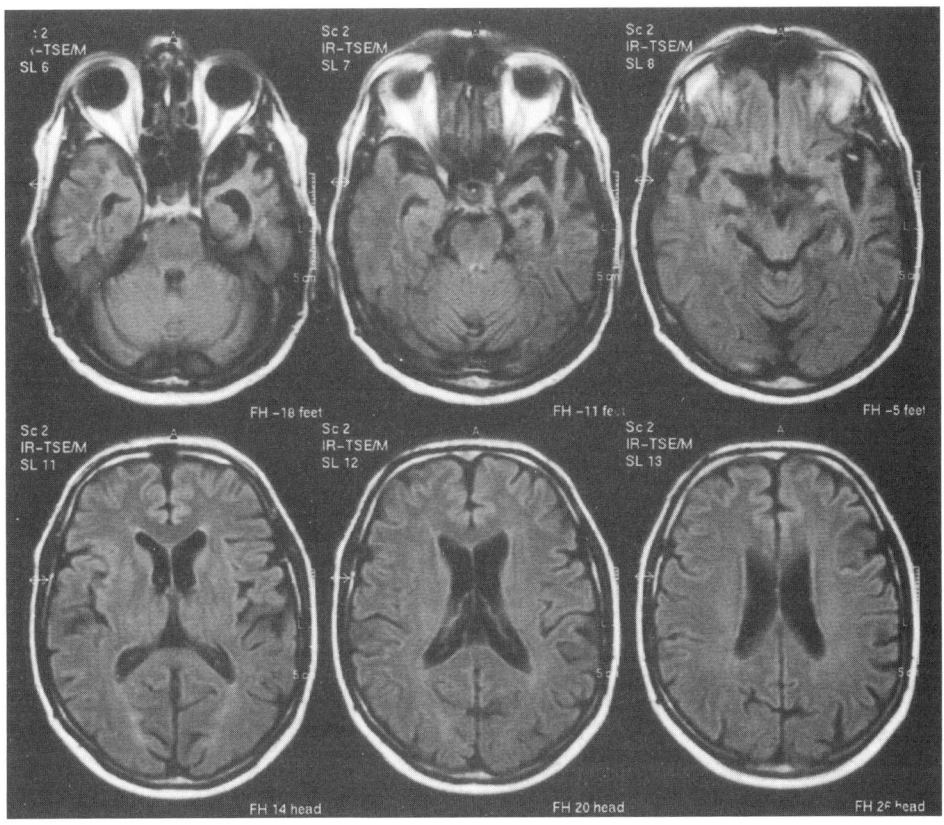

Abb. 7.3: Magnetresonanztomographische Darstellung des Gehirns eines Patienten mit leichter kognitiver Beeinträchtigung (MMSE = 28). Es zeigt sich bereits eine fokal betonte Atrophie des temporalen Kortex. Der Patient profitierte von einer antidementiven Behandlung und damit von der Frühdiagnostik.

Für die Demenz vom Alzheimer-Typ konnte in einer Vielzahl von CT- und MRT-Studien gezeigt werden, dass im Vergleich zu den weniger aussagekräftigen allgemeinen Atrophiezeichen wie Ventrikel- und Sulkusweite eine *Atrophie des Hippokampus* schon früh im Verlauf einer DAT auftritt und die PatientInnen gut von Alterskontrollen differenziert (s. Abb. 7.3). Die Sensitivität und Spezifität für die DAT erreicht hier Werte von über 80 bis 100 %. Auch die Sensitivität einer bilateralen, in der Regel symmetrischen, *temporo-parieto-okzipitalen Hypoperfusion* bzw. eines ent-

DAT

a)

b)

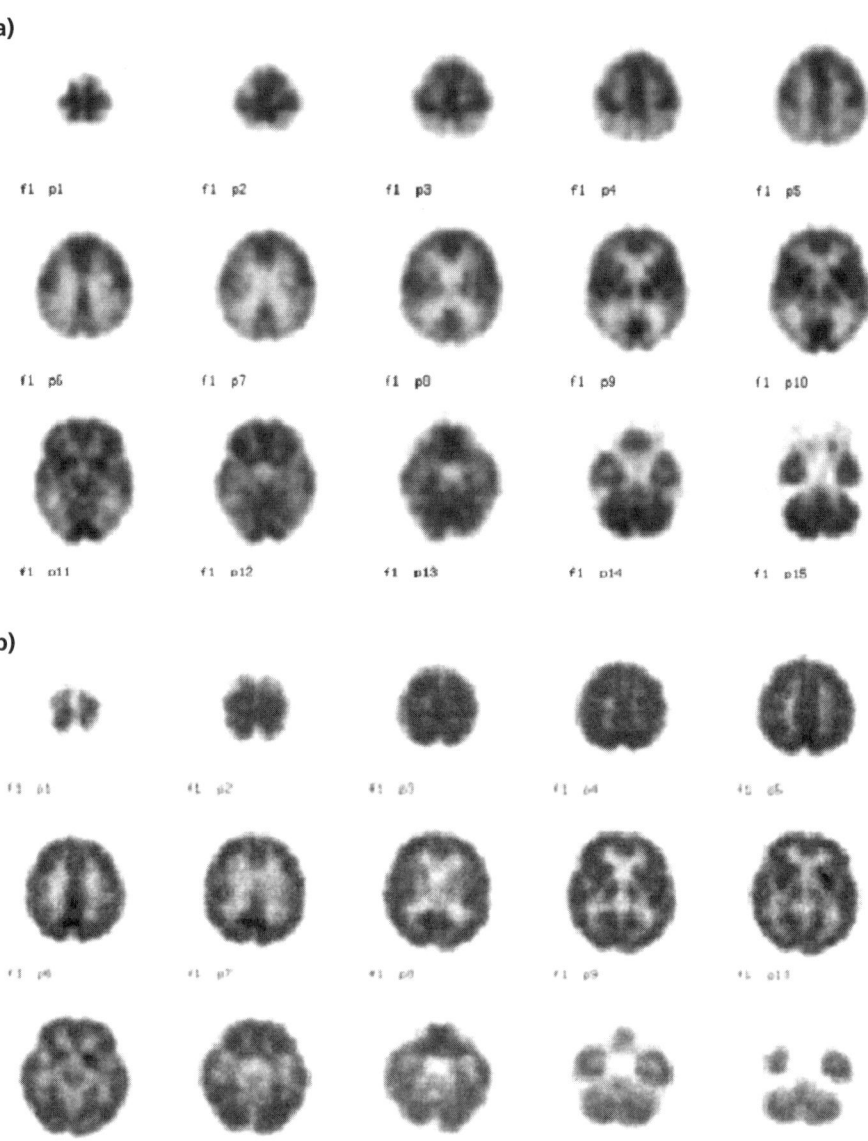

Abb. 7.4: Positronen-Emissionstomographie (PET) mit Fluordesoxyglukose (18-FDG) bei Demenz vom Alzheimer-Typ (a). Im Vergleich findet sich eine Aufnahme bei einer gesunden Kontrolle (b). Es findet sich das typische metabolische Defizit in heteromodalen Kortexarealen frontoparietal und parietookzipital (mit Dank an Prof. Dr. Berding, Medizinische Hochschule Hannover).

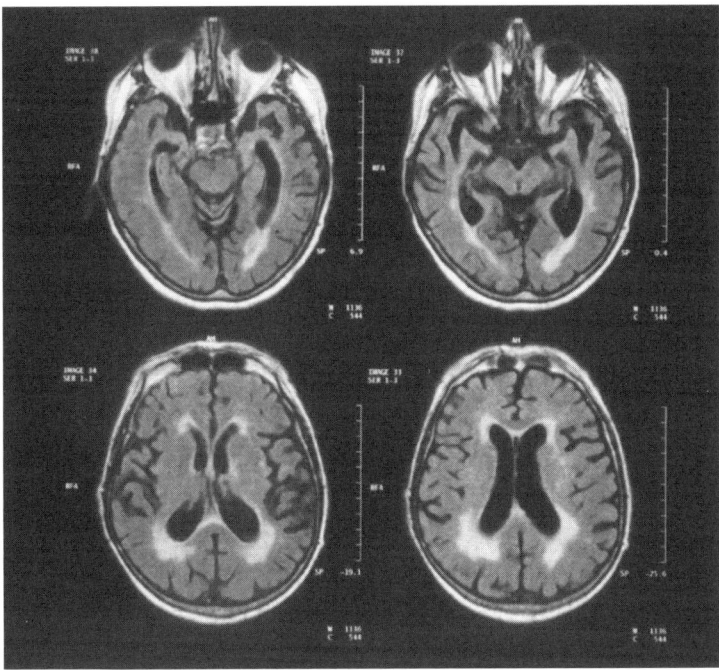

Abb. 7.5: Magnetresonanztomographie des Gehirns einer Patientin mit zerebrovaskulären Risikofaktoren und Hippokampusatrophie. Klinisch waren keine Zeichen einer vaskulären Demenz vorhanden.

sprechenden Hypometabolismus in den nuklearmedizinischen Untersuchungsverfahren ist hoch (s. Abb. 7.4). Es konnte auch gezeigt werden, dass eine Demenzentwicklung bei Personen mit unauffälligem Metabolismus in den folgenden drei Jahren sehr unwahrscheinlich ist (Silverman et al. 2001). *Die Sensitivität aller Verfahren nimmt jedoch mit zunehmendem Lebensalter der PatientInnen ab* (Stoppe et al. 2000).

Nach den Kriterien der NINDS-AIREN darf eine vaskuläre **VaD** Demenz nicht diagnostiziert werden, wenn im CT/MRT ischämische Läsionen nicht nachgewiesen werden können (s. Abschnitte 3.2 und 5.2). Immer wieder zu Kontroversen führen fleckförmige Läsionen, die sich punktförmig bis konfluierend, subkortikal bzw. periventrikulär darstellen (im CT als Hypodensität, im MRT als erhöhte Signalintensität in der T2-Wichtung; s. Abb. 7.5). Sie sind im Alter diagnostisch kaum verwertbar. Sie sind zudem krank-

Tab. 7.1: Synopsis der zu erwartenden Ergebnisse nuklearmedizinischer Untersuchungen mit dopaminergen Liganden. Diese Verfahren sind besonders hilfreich in der Differentialdiagnose von Demenzerkrankungen mit extrapyramidalmotorischen Störungen, z. B. Morbus Parkinson, Lewy-Body-Demenz, multiplen Systematrophien etc. (Stoppe et al. 2000).

Erkrankung	präsynaptische Liganden*	postsynaptische Liganden**
M. Parkinson	↓↓ (Putamen < Kaudatum)	normal (initial ↑)
System-degenerationen	↓↓ (Putamen = Kaudatum)	↓↓
Chorea Huntington	(normal)	↓↓
M. Wilson	(?)	(↓)
Demenz vom Alzheimer Typ	normal	normal
Fronto-temporale Degeneration	(?)	(↓)
Kortikobasale Degeneration	↓↓	↓↓
Demenz vom Lewy Body Typ	↓	↓↓

* Unter präsynaptischen Markern werden diejenigen verstanden, die das dopaminerge Neuron selbst markieren: z. B: 18F-DOPA, 11-C-WIN, 11-C-Nomifensin (PET), β-CIT (SPECT)

** unter postsynaptischen Markern werden diejenigen verstanden, die dopaminerge Rezeptoren darstellen. Allerdings sind diese in Form von Autorezeptoren auch in geringem Umfang präsynaptisch lokalisiert. Hierzu gehören: 11C-Racloprid (PET), 123I-IBZM (SPECT)

heitsunspezifisch und treten auch bei entzündlichen und demyelinisierenden Erkrankungen auf. *Prävalenz und Ausmaß dieser fleckigen Läsionen korrelieren vor allem zum Alter der Patientin und zum Vorhandensein zerebrovaskulärer Risikofaktoren*, hier wiederum vor allem zum arteriellen Hypertonus (Stoppe et al. 2000). Deshalb sollten, sofern die klinischen Befunde sonst eindeutig für eine DAT sprechen, periventrikuläre Läsionen erst

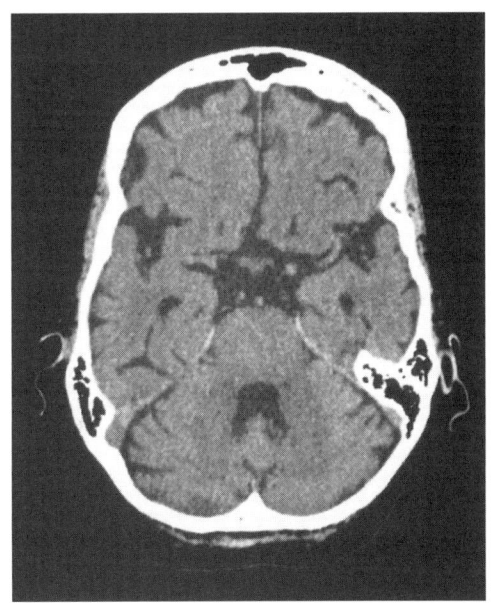

Abb. 7.6: Magnetresonanztomographie bei alkoholtoxischer Demenz. Es zeigt sich hier anders als bei der DAT auch eine infratentorielle Atrophie. Diese ist immer wegweisend auf eine toxische Genese.

dann die Diagnose in Richtung auf eine VaD oder eine gemischte Form aus DAT und VaD verändern, wenn sie auch im CT sichtbar sind und mehr als ein Viertel der gesamten weißen Substanz ausmachen (Roman et al. 1993).

Beide Erkrankungen zeigen häufig (s. Abschnitt 3.3) Zeichen **DLB und PDD** einer Alzheimer-Pathologie, sodass sich entsprechende Befunde auch in der neuroradiologischen und nuklearmedizinischen Diagnostik zeigen. Bei gleicher Demenzschwere soll allerdings die Hippokampusatrophie weniger ausgeprägt sein als bei der DAT. Zudem findet sich auch oft eine *okzipitale Minderperfusion* (McKeith et al. 2004). Darüber hinaus sind hier *nuklearmedizinische Untersuchungen des Dopaminstoffwechsels* für die Differentialdiagnose insbesondere des Morbus Parkinson von anderen Systemerkrankungen und auch der Lewy-Body-Demenz von Bedeutung (Stoppe et al. 2000; s. Tab. 7.1).

Bildgebende Untersuchungen zu Depressionen weisen vielfäl- **Depression** tige methodische Probleme auf. Offensichtlich abhängig davon, wie hoch der Anteil von PatientInnen mit zusätzlichen kognitiven Störungen und/oder mit später Erstmanifestation der Depression ist, zeigt sich bezüglich atrophischer Veränderungen eine gewisse *Intermediärstellung alter Depressivkranker zwischen DAT und Kontrollgruppen* (Stoppe et al. 2000).

FTD Bei der frontotemporalen Degeneration finden sich typischerweise Rindenatrophien des bzw. der Frontallappen, z. T. auch der Temporallappen. In der funktionellen Bildgebung zeigt sich entsprechend typischerweise eine frontale, in der Regel bilaterale Hypoperfusion oder ein Hypometabolismus.

NPH Beim Normaldruckhydrozephalus finden sich typischerweise Hinweise auf einen kommunizierenden Hydrozephalus mit einer proportionierten panventrikulären Erweiterung. Durch entsprechende Bildaufnahme-Sequenzen können mit der MRT zudem abnorme Flussverhältnisse, vor allem im Aquaedukt und im oberen Halsmark, dargestellt werden, deren Spezifität jedoch nicht sicher ist. Der Nachweis einer (DAT-typischen) temporalen Atrophie scheint prognostisch bedeutsam (s. Abschnitte 3.5 und 5.6; Stoppe et al. 2000).

Alkohol-Demenz Bei der Alkohol-Demenz finden sich üblicherweise vorwiegend frontoparietale kortikale und subkortikale Atrophien, vor allem auch im Zerebellum, sowie periventrikuläre Läsionen. Insbesondere die zerebelläre Beteiligung erlaubt die Abgrenzung zur DAT (Havemann-Reinecke et al. 2000; s. Abb. 7.6).

Morbus Wilson Beim Morbus Wilson finden sich im Magnetresonanztomogramm in vielen Fällen charakteristische Signalveränderungen in den Basalganglien.

Chorea Huntington Bei der Chorea Huntington ist auf eine frühe Atrophie bzw. Minderperfusion/-metabolismus der Nuclei caudati zu achten. Nuklearmedizinische Verfahren sind ebenfalls hilfreich (s. Tab. 7.1).

CJD Bei der Diagnostik der Creutzfeldt-Jakob-Erkrankung fanden sich in der Mehrzahl der Fälle neben einer raschen Atrophie in der protonengewichteten und in der T2-gewichteten MRT Signalanhebungen im Striatum (Stoppe et al. 2000).

8 Therapie

8.1 Prävention

Prävention setzt die Kenntnis von Krankheitsursachen und Risikofaktoren voraus (s. Kap. 2 und 3). Schon hier muss gesagt werden, dass das Auftreten der DAT derzeit mit keinem Mittel verhindert werden kann. Wohl aber kann es möglicherweise verzögert werden. Eine primäre Prävention ist jedoch bei vaskulären oder vielen sekundären Demenzen möglich. Für eine *allgemeine Reduktion des Auftretensrisikos einer Demenz im Sinne der primären Prävention* können heute mit aller Vorsicht folgende Vorgehensweisen empfohlen werden:

primäre Prävention

- Die Bereitstellung von Bildung und geistiger Beschäftigung, vor allem auch psychomotorischer Aktivierung über die Lebensspanne hinweg.
- Die Beeinflussung der vaskulären Risikofaktoren: Normalisierung des Bluthochdrucks, der Blutfette, Einstellung des Rauchens, körperliche Aktivität.
- Der Konsum von reichlich Früchten und Gemüse (5 x täglich) sowie regelmäßig Fisch.
- Die Vermeidung einer Ernährung reich an Cholesterin und gesättigten Fetten.
- Die Vermeidung von Alkohol in größeren Mengen.

Alle anderen oft diskutierten Maßnahmen, sei es die Gabe von Vitamin B_{12} und Folsäure zur Senkung des Homozysteinspiegels oder auch die Verabreichung von Östrogenen sind derzeit (noch) nicht zu empfehlen bzw. sogar abzulehnen und nur bei entsprechender (eigener) klinischer Indikation angezeigt. So zeigte die Women's Health Initiative-Studie (WHI) keine positiven Effekte von Östrogen-(Gestagen-)Kombinationen auf Gedächtnis, Demenzentstehung oder auf andere psychosoziale Parameter – ein Ergebnis, das bei sorgfältiger Analyse aller Voruntersuchungen nicht überrascht hat (Stoppe/Vedder 2000; Shumaker et al. 2004).

Prävention
ischämischer
Ereignisse

Zusätzlich stieg das Risiko für vaskuläre Ereignisse (Manson et al. 2003).

Etwas anders sieht die Situation bei der *Prävention ischämischer Ereignisse* aus (Knecht/Berger 2004; Wolf/Gertz 2004). Zur *Primärprävention* empfehlen die Leitlinien bei der Ernährung zusätzlich eine Reduktion des Kochsalzkonsums auf unter 10 g täglich. Neben der Blutdrucksenkung wird die Gabe von Statinen zur Behandlung der Hypercholesterinämie und die Antikoagulation bei Vorhofflimmern zu den wichtigsten Maßnahmen zur Primärprävention des ischämischen Schlaganfalles gezählt (Weih et al. 2004). Bei der *Sekundärprävention* steht natürlich die optimale Behandlung eines Schlaganfalles und die Verhinderung eines Rezidivs im Mittelpunkt. Diese beinhaltet die Frühdiagnose und Behandlung des akuten Schlaganfalls, die Rezidivprophylaxe und die Verlangsamung der Progression von Gewebsveränderungen (Leys et al. 2004). Einerseits senkt die Behandlung vaskulärer Risikofaktoren unstrittig das Demenzrisiko, andererseits wurde ein direkter Effekt auf die Demenzerkrankungsrate bisher nicht für die medikamentöse Behandlung mit Statinen gezeigt, wohl aber für verschiedene Blutdruck senkende Therapien (Nitrendepin in der Syst-Eur-Studie, Perindopril in der PROGRESS-Studie und Candesartan in der SCOPE-Studie). Dies wird auf einen möglichen fehlenden Effekt der Statine auf die Subgruppe der subkortikalen Demenzen zurückgeführt (Wolf/Gertz 2004).

8.2 Aufklärung und Diagnose

Patientenrecht

Es besteht bis heute kein wissenschaftlicher bzw. ärztlicher Konsens über die Aufklärung. Eine Gesamtentwicklung weg von einer paternalistisch verstandenen Medizin hin zu einer Medizin, die die mündige Patientin mit Patientenrechten einbezieht, lässt die Mitteilung einer Diagnose als Anrecht des Patienten bzw. seiner Angehörigen erscheinen. Gleichzeitig muss speziell bei der Demenz überlegt werden, dass die PatientInnen in den verschiedenen Krankheitsstadien nicht mehr in der Lage sind, die Diagnose zu verstehen und einzusehen. Auch muss bedacht werden, wer die Diagnose wissen will. Sind es die Angehörigen, evtl. auch andere Personen?

Aufklärungsfolgen

Die Konsequenzen einer Diagnose, speziell einer Demenzdiagnose müssen bedacht werden, z. B. was die Einschränkung von Fahrtauglichkeit oder auch Geschäftsfähigkeit angeht. Überschätzt wird offensichtlich generell das Risiko eines Suizids nach Aufklärung (Marzanski 2000). Nicht zuletzt ist die Aufklärung über die Diagnose auch abhängig davon, wie sicher der diagnostizierende Arzt ist. Neuere Untersuchungen konnten zeigen, dass ÄrztInnen mit geringer Kompetenz in dem Bereich und/oder nihilistischen Einschätzungen zur Therapie weniger bereit waren, zu diagnostizieren oder über die Demenz zu kommunizieren (Iliffe et al. 2003; Turner et al. 2004). Nicht wenige ÄrztInnen wollen eine Diagnose auch deshalb nicht mitteilen, weil aus ihrer Sicht keine Konsequenz daraus erwächst (Iliffe et al. 2003; Olafsdottir et al. 2001).

Verschiedene Untersuchungen konnten zeigen, dass erhebliche Unterschiede in der *Aufklärungskultur* zwischen verschiedenen Arztgruppen bestehen (Johnson et al. 2000; Clafferty et al. 1998). Auch konnten andere Untersuchungen zeigen, dass HausärztInnen z. B. die Diagnose lieber den Angehörigen als den Patienten mitteilen. Es scheint zudem erhebliche transnationale Unterschiede zu geben mit einem Gefälle dahingehend, dass in nordeuropäischen Ländern eher aufgeklärt wird als in südeuropäischen. Demenzleitlinien nehmen zu dieser Frage selten Stellung. Interessant ist, dass sowohl Angehörige als auch ÄrztInnen bei entsprechenden Befragungen häufiger angaben, im Falle einer Demenzerkrankung selbst informiert werden zu wollen, als sie dies für ihre PatientInnen bzw. Angehörigen wünschten. Umfragen bei betroffenen Familien, z. B. der OPDAL-Survey, zeigten ebenso wie Stellungnahmen der Verbände (Alzheimer-Gesellschaft, Alzheimer Europe), dass die Angehörigen aufgeklärt werden wollen und mehrheitlich auch eine Aufklärung der Patientin wünschen (damit man wisse „wo der Feind steht"). Viele Familien haben bereits vor der Diagnose mit einer entsprechenden Erkrankung gerechnet (Holroyd et al. 2002; Gely-Nargeot et al. 2003).

kulturelle Einflüsse

Aufgrund der Datenlage und der Diskussion vorliegender Ergebnisse kann man folgende Forderung formulieren:

Forderung

Ein Patient sollte über eine Demenzdiagnose aufgeklärt werden, außer wenn bestimmte Umstände anzeigen, dass dies dem Wohlergehen des Patienten abträglich ist oder die Qualität der Versorgung nicht verbessern bzw. gar verschlechtern würde.

Die spezifischen Umstände, die das Ausmaß bzw. den Umfang der Aufklärung limitieren, sind folgende:

▪ Bei Vorliegen einer schweren kognitiven Beeinträchtigung die berechtigte Annahme, dass der Patient die Aufklärung gar nicht verstehen könnte.
▪ Der explizite Wunsch der Patientin, die Diagnose nicht zu erfahren, selbst dann, wenn er über die Nachteile einer Nichtaufklärung aufgeklärt worden ist.
▪ Die gut begründete Annahme des behandelnden Arztes, dass die Aufklärung über die Diagnose zu einer Verschlechterung des Zustandes bzw. der Situation des Patienten führen würde.

Dies berücksichtigt, dass auch DemenzpatientInnen einen Anspruch auf Zugang zu allen notwendigen Informationen haben und dass eine vertrauensvolle Beziehung zwischen behandelnden ÄrztInnen und PatientInnen Offenheit über die Diagnose einschließt. Die Aufklärung sollte bevorzugt von Personen ausgeführt werden, die eine entsprechende kommunikative Kompetenz haben sowie eine adäquate Kenntnis über Demenzerkrankungen. Zusätzlich sollte darauf geachtet werden, keine einseitige Allianz, weder mit der Patientin noch mit den Angehörigen, einzugehen.

> Ein Aufklärungsgespräch sollte nicht nur Information, sondern auch Hilfe, Hoffnung und Vertrauen vermitteln.

8.3   Medikamentöse Interventionen

8.3.1   Antidementiva

Demenz vom Alzheimer-Typ

Cholinesterase-hemmer

Die medikamentösen Therapien zielen heute darauf ab, das bei der Krankheit dominierende Defizit des Transmitters Acetylcholin auszugleichen. Es handelt sich also um eine Substitution und damit um eine symptomatische Behandlung.

Die Therapie der leichten bis mittelschweren DAT mit Cholinesterasehemmern wird inzwischen von allen Leitlinien empfohlen (Müller et al. 2003).

Die Datenlage ist konsistent und überzeugend. Inzwischen gibt es auch Studien, die die Wirksamkeit bei mittelschweren und schweren Demenzen nachweisen (Burns et al. 2004; Feldman et al. 2001). Hierfür gibt es aber (noch) keine Zulassung. *Unter leichter bis mittelschwerer Demenz versteht man (entsprechend den Zulassungsstudien) PatientInnen mit MMSE-Skalenwerten zwischen minimal 10 und 26 Punkten.*

Derzeit sind drei Substanzen aus dieser Gruppe zugelassen, wobei bezüglich der klinischen Wirksamkeit keiner Substanz der Vorzug eingeräumt werden sollte. Es handelt sich um *Donepezil*, *Rivastigmin* und *Galanthamin*, die in verschiedenen Studien ihre Wirksamkeit nachgewiesen haben (Farlow 2002; Birks et al. 2003a, b; Olin/Schneider 2003; Cummings 2003). Bezüglich Dosierung, Interaktionen und Nebenwirkungen sei auf die entsprechenden Arzneiinformationen verwiesen.

In den Zulassungsstudien erreichen diese Substanzen mit gewissen Unterschieden im Vergleich zu einer mit Scheinmedikament (Placebo) behandelten Gruppe eine Verbesserung um ca. drei bis vier Punkte auf der Messskala ADAS-Cog innerhalb von sechs Monaten und damit eine Verzögerung des Fortschreitens der Erkrankung um etwa ein Jahr. Dabei handelt es sich um einen Mittelwert aus PatientInnen, die nicht ansprechen (Non-Responder) und solchen, die deutlich besser ansprechen. Kritiker wenden ein, dass der absolute Gewinn gemessen an der Gesamtskala (70 Punkte) gering sei und damit klinisch nicht relevant. Andererseits ist auch nur eine geringe Verzögerung in Anbetracht der Gesamtbelastung zu vertreten und wurde und wird auch bei anderen Krankheiten selbstverständlich anerkannt. Zu beachten ist, dass bisher nicht gezeigt werden konnte, dass durch diese oder andere Substanzen die Lebens- und Leidenszeit evtl. verlängert würde. **Kritik**

Es besteht bis heute keine Zulassung für den Einsatz dieser Substanzen bei anderen Indikationen. Aufgrund der bekannten Neuropathologie und auch bereits vorliegender klinischer Studien ist aber ein *Einsatz bei PatientInnen mit VaD, mit einer DLB sowie bei PatientInnen mit Parkinson-Demenz durchaus sinnvoll. Auch ein Einsatz bei Alkohol-Demenz und dem Delir ist aus theoretischen Erwägungen zu befürworten.* Zu beachten ist, dass nach neueren Untersuchungen Cholinesterasehemmer auch einen Effekt auf so genannte nicht kognitive Symptome haben, hier insbesondere auf Verhaltensstörungen und Schlafstörungen (Trinh et al. 2003). **andere Indikationen**

Memantine

Für die Behandlung der mittelschweren und schweren Demenz ist Memantine zugelassen, für das ebenfalls in entsprechenden Studien Wirksamkeit nachgewiesen wurde (Areosa/Sherriff 2003). Memantine hat einen Wirkmechanismus, der auf eine Verminderung der glutamatvermittelten Neurotoxizität zielt.

Behandlungs-grundsätze

Folgende Regeln sind in der Behandlung des Einzelpatienten mit Antidementiva hilfreich:

■ Jedes dieser Medikamente sollte *individuell so hoch wie möglich dosiert* werden. Im Falle von Rivastigmin und Galanthamin konnten nur die beiden höchsten Dosisstufen klinisch signifikante Effekte in den Studien nachweisen. Im Einzelfall kann jedoch auch schon bei niedrigerer Dosis Erfolg verzeichnet werden.

■ Die *Einschätzung der Wirksamkeit* sollte frühestens nach drei und spätestens nach sechs Monaten erfolgen. Einen Konsens zum Modus der Dokumentation gibt es bis heute nicht. Es empfiehlt sich aber, analog zu den von den europäischen Zulassungsbehörden als relevant betrachteten Beobachtungsebenen Folgendes zu dokumentieren (CPMP 1997):

– Veränderung der Kognition, z. B. mit dem bereits initial eingesetzten Test
– Veränderungen der Aktivitäten des täglichen Lebens
– Klinisches Gesamturteil (evtl. erweitert um die Einschätzung von Angehörigen, BetreuerInnen und PatientInnen)

■ Kriterien für eine so genannte *Response* sind noch nicht im Konsens festgelegt worden. Nachdem man aber aus Längsschnittstudien weiß, dass sich bei PatientInnen mit DAT der MMSE im Mittel um drei bis vier Punkte im Jahr verschlechtert bzw. die in den Zulassungsstudien eingesetzte ADAS-Cog um etwa sieben Punkte im Jahr, sind Verläufe mit einem geringeren Verlust bzw. gar einer Besserung grundsätzlich als erfolgreich einzustufen. Empfehlenswert ist auch ein Vergleich der Progressionsgeschwindigkeit der Demenzsymptome vor und während der Therapie.

■ *Absetzkriterien* sind bis heute ebenfalls nicht im Konsens definiert. Auch ist es unklar, ob PatientInnen, wenn sie in ein schweres Krankheitsstadium übertreten, diese Medikamente nicht mehr verordnet bekommen sollten. Ob ein Absetzen zu diesem Zeitpunkt, bei Heimeinweisung oder aufgrund anderer Kriterien erfolgen sollte, unterliegt auch einer ethischen Debatte. Sicher ist, dass bei Nichtwirksamkeit, starken Nebenwirkungen oder (im Zweifel) bei Nichtverschlechterung in einem Absetzversuch nicht weiter verordnet werden sollte. Bei rascher Verschlechterung nach Absetzen sollte jedoch auch rasch wieder angesetzt werden.

▓ Sollte ein Präparat bei ausreichend hoher Dosierung nicht wirksam sein, kann auf ein anderes Präparat dieser Wirkstoffgruppe zurückgegriffen werden. Dies belegen entsprechende *Switching*-Studien und die sehr unterschiedliche Pharmakologie der Substanzen (Auriacombe et al. 2002). Die Wirksamkeit ist regelmäßig zu dokumentieren.

▓ Grundsätzlich wird heute nirgendwo eine *Kombination* zweier Cholinesterasehemmer empfohlen. Entsprechende Studien liegen nicht vor. Hingegen ist eine Kombination mit Memantine sinnvoll und möglicherweise additiv (Tariot et al. 2004).

Vaskuläre Demenz

Die für die DAT zugelassenen Substanzen Memantine und die *Cholinesterasehemmer* haben in verschiedenen Studien Wirksamkeitshinweise in der Behandlung von vaskulären Demenzen erbracht (Areosa/Sherriff 2003; Bullock 2004). Dennoch gibt es bis heute für VaD (noch) keine Zulassung.

Der Einsatz von *Thrombozytenaggregationshemmern* wird zwar immer wieder diskutiert. Bis heute wurde jedoch keine einzige dieser Substanzen in Studien mit dem klinischen Endpunkt Demenz eingesetzt. Somit kann allenfalls über eine Reduktion ischämischer Ereignisse ein günstiger Effekt auf den Verlauf vaskulärer Demenzen angenommen werden. Mithin gelten für ASS, Clopidogrel und evtl. weitere Thrombozytenaggregationshemmer die Empfehlungen analog zur Schlaganfallbehandlung (Williams et al. 2003; Wolf/Gertz 2004).

Medikamente mit nicht ausreichender Wirkung auf Demenzen

Hier besteht inzwischen ein sehr weitgehender Konsens über die Leitlinien hinweg (Müller et al. 2003). Zusammenfassende Informationen finden sich beispielsweise in der *Cochrane Library* und bei der *Arzneimittelkommission der Deutschen Ärzteschaft* (Empfehlungen zur Therapie der Demenz). Folgende Substanzen sind im Bereich der Demenz nicht hinreichend wirksam bzw. nicht ausreichend (gut) untersucht:

- Ginkgo biloba
- D-Cycloserin
- Lecithin
- Nimodipin
- Nichtsteroidale Antirheumatika
- Östrogene
- Piracetam
- Sekalealkaloide
- Selegelin
- Statine
- Vinpocetin
- Vitamine

8.3.2   Medikamentöse Behandlung der nichtkognitiven Störungen

Im Folgenden wird zusammenfassend über die Pharmokotherapie von Verhaltensstörungen und Depressionen bei Demenz berichtet. Die spezielle Therapie von Schlafstörungen (Benzodiazepine etc.) und der Inkontinenz findet sich in den Abschnitten 9.3.4 und 9.4.2.

Verhaltensstörungen

Zur Problematik der Operationalisierung von nichtkognitiven Störungen wird auf Abschnitt 5.1 verwiesen. Die Evidenzbasis für eindeutige Empfehlungen einer Pharmakotherapie nichtkognitiver Störungen ist schmal (Mayeux/Sano 1999; Stoppe et al. 1999a). Deshalb muss auch mit Vorsicht interpretiert werden, dass bestimmte Symptome einer Pharmakotherapie derzeit nicht zugänglich sind. Dies gilt letztendlich bisher allenfalls für eine neuroleptische Therapie. Zu den auf Pharmakotherapie (nahezu) nicht ansprechenden Symptomen gehören die stereotypen Bewegungs- und Verhaltensmuster wie Räumen, Wandern, Schreien.

Hingegen zeigen Symptome, die denen bei schizophrenen oder depressiven Störungen ähnlicher sind, wie Ängste, Agitation, Halluzinationen, Wahn und Aggressivität, eher ein Ansprechen auf Neuroleptika bzw. Antidepressiva.

Grundsätzlich muss die medikamentöse Therapie in einen angemessenen *Gesamtbehandlungsplan* eingebaut werden. Zunächst muss bei jedem Symptom zunächst eine sorgfältige Analyse auf verstärkende bzw. potenziell ursächliche Faktoren erfolgen. Dies können Umgebungsbedingungen oder auch körperliche Krankheiten sein. So kann eine Unruhe Ausdruck von Schmerzen sein, von (demenzbedingter) Angst und Bedrohungserleben oder gar die Folge einer Akathisie durch vorherige Neuroleptikagabe. **Gesamtbehandlungsplan**

Für die Behandlung von Verhaltensstörungen wie Unruhe, Aggressivität, Wahn und Halluzinationen kommen in erster Linie Neuroleptika in Betracht. Wegen der geringeren Häufigkeit extrapyramidaler Nebenwirkungen und damit besserer Verträglichkeit sind *atypische Neuroleptika* zu empfehlen. Demenzkranke zeigen ein etwa fünfmal größeres Risiko zur Entwicklung neuroleptischer Störwirkungen (Woerner et al. 1998). Große Studien liegen bis heute nur für Risperidon vor (z. B. De Deyn et al. 1999), weshalb die Substanz für diese Indikation auch zugelassen ist. Für Aripiprazol wurden ebenfalls Untersuchungen durchgeführt, die bisher nur als Kongressbeiträge vorliegen. Für Olanzapin liegt eine kleinere Studie vor (Street et al. 2000). Die letztgenannte Substanz erwies sich auch bei den besonders neuroleptika-empfindlichen PatientInnen mit DLB als wirksam (Cummings et al. 2002). Das ebenfalls untersuchte und wirksame Clozapin ist wegen starker anticholinerger Nebenwirkungen in Anbetracht besserer Alternativen heute nicht Mittel der Wahl bei Demenzkranken (Stoppe et al. 1999a). **Neuroleptika**

Die *Dosierung* ist deutlich niedriger zu wählen als beispielsweise bei gleich alten Schizophrenen. So wird für Risperidon eine Dosis von ca. 1 mg/d empfohlen, für Olanzapin 5 bis 10 mg/d. Besonders bei Neuroleptika stellt sich die Frage der Behandlungsdauer. Wie verschiedene Untersuchungen zeigten, insbesondere im Kontext der amerikanischen Omnibus-Budget-Reconciliation-Act-OBRA-Gesetzgebung, ist ein *langfristiger Einsatz von Neuroleptika bei DemenzpatientInnen nicht gerechtfertigt* (Semla et al. 1994). Es sollte deshalb in regelmäßigen Abständen ein Absetzversuch unternommen werden, um zu überprüfen, ob eine Medikation weiter sinnvoll ist. Für den Abstand derartiger Maß- **Dosierung und Dauer** nahmen gibt es keine Empfehlungen. Ansatzweise könnten drei Monate empfohlen werden. Bedacht werden muss ebenfalls, dass es durch Kumulation der Substanzen bei niedriger Dosierung auch erst nach mehrwöchiger Behandlung zum Auftreten extrapyramidaler Symptome kommen kann. Diese sollten dann zu einer Dosisreduktion bzw. einem vorübergehenden Absetzen Anlass geben.

Depressive Syndrome

keine anticholinerge Wirksamkeit

Die Behandlung depressiver Symptome bei Demenz mit Medikamenten ist schwierig. Aufgrund der derzeitigen Datenlage scheint es ratsam, zu unterscheiden, ob die Depression schwer ist oder nicht. Ist sie schwerer und über längere Zeit stabil und ist zusätzlich (was dann oft der Fall ist) der Patient schon in früheren Lebensabschnitten depressiv gewesen oder kommt er aus einer Familie mit entsprechender Disposition, so kann eine Pharmakotherapie sinnvoll sein. Die Evidenz stützt sich nach einer kürzlich publizierten Metaanalyse nur auf drei Studien. Danach sind insgesamt Antidepressiva nach dem derzeitigen Stand der Evidenz einer nichtpharmakologischen Therapie nicht sicher überlegen (Bains et al. 2004).

Falls eine antidepressive Pharmakotherapie gewählt wird, sollte diese mit Substanzen *ohne anticholinerge Nebenwirkungen* erfolgen, insbesondere mit Serotonin- oder Noradrenalinwiederaufnahmehemmern. Alternativ können auch Monoaminoxidasehemmer gewählt werden. Sollte eine sedierende Komponente gewählt werden, sind Trazodon und Mirtazapin grundsätzlich empfehlenswert. Studien liegen bezüglich der SSRI nur zu den Substanzen Citalopram und Sertralin vor, denen deshalb der Vorzug gegeben werden sollte.

8.4   Nichtmedikamentöse Maßnahmen

Evidenz

Die Vielzahl von nichtmedikamentösen Therapieformen ist bisher *wissenschaftlich nicht gut untersucht* worden. Dies belegen auch die Analysen der Cochrane-Collaboration, die wiederholt keine ausreichende Datenbasis für eine Evidenzbewertung fanden. Einige einzelne Therapieformen, für die es Wirksamkeitshinweise gibt, werden im Folgenden dargestellt.

8.4.1   Gedächtnistraining

Gedächtnis- und insbesondere psychomotorisches Training scheinen geeignet zu sein, bei primär gesunden Personen das Auftreten bzw. die klinische Manifestation einer Demenzerkrankung zu verzögern (Oswald et al. 2001). Bei schon manifester Demenz ist es allenfalls bei leichten Demenzen als Therapie zu empfehlen. Dies hat im Wesentlichen den Grund, dass Erlerntes nicht auf andere Bereiche transferiert werden kann. Ein geeignetes Training sollte deshalb multimodal sein, an den individuellen Defiziten orientiert sein und die Bezugspersonen mit einbeziehen (Bäckman 1992; Clare et al. 2004).

8.4.2   Verhaltenstherapie

Die Verhaltenstherapie bzw. Elemente der Verhaltenstherapie scheinen in der Demenzbehandlung sinnvoll, z. B. bei der Behandlung depressiver Störungen. Entsprechende Elemente können in einer Vereinfachung der Sprache und einer sehr strukturierten Gesprächsführung bestehen. Auch können Merkhilfen und Hilfen zur Strukturierung von Informationen ebenso wie Lernaufgaben (Hausaufgaben) hilfreich eingesetzt werden (Clare et al. 2004; Haupt 2004).

8.4.3   Realitätsorientierungstraining

Das Realitätsorientierungstraining (ROT) wird in Gruppenform als *Classroom-ROT* oder individualisiert z. B. als *24-Stunden-ROT* vermittelt. Der Grundgedanke ist der, durch wiederholte Präsentation orientierender Informationen der Patientin die Umgebung zu erschließen. Bis heute sind sechs Studien dazu publiziert worden, die insgesamt metaanalytisch einen geringen, jedoch signifikanten Effekt auf kognitive und Verhaltensfunktionen erbrachten. Ob ein Transfereffekt oder gar überdauernde Effekte bestehen, ist noch unklar (Spector et al. 2000).

Formen

Das ROT wurde in den letzten Jahren auch im Rahmen der psychosozialen Frühintervention bei leichten vaskulären Demenzen untersucht. Dabei wurde jedoch mit anderen kognitiven Verfahren kombiniert und die Wirksamkeit nicht für die einzelnen Demenzformen unterschieden (Spector et al. 2003; Wolf/Gertz 2004).

Das ROT wird oft kritisch gesehen, weil es die Dementen stets mit ihren Defiziten konfrontiere. Die Wirksamkeit wird sich – analog zu anderen kognitiven Trainings – wahrscheinlich, wenn überhaupt, bei leichten Demenzen zeigen. Dieser Aspekt wurde bisher jedoch nicht vergleichend untersucht.

8.4.4 Musiktherapie

Unter Musiktherapie versteht man die Anwendung von Musik bzw. musikalischer Elemente (Melodie, Rhythmus, Harmonie) in einer Einzel- oder Gruppenintervention. Die Formen variieren erheblich von der Auswahl von Musik, die (passiv) angehört wird, bis hin zu gemeinsamem Musizieren bzw. Singen.

Bei der Anwendung bei dementen PatientInnen ist der Gedanke ausschlaggebend, dass Personen, die sich verbal nicht mehr ausdrücken können, noch erreicht werden können. Es konnte gezeigt werden, dass Musikalität bei einer Demenz noch lange erhalten bleibt (Aldridge/Aldridge 1996). Insbesondere Musikstücke oder Rhythmen, die altbekannt sind, mobilisieren nicht nur Gemeinschaftsgefühl, sondern auch das Langzeitgedächtnis. Verschiedene Studien bzw. Erfahrungsberichte zeigten, dass in der Anwendung bei Dementen die Nahrungsaufnahme verbessert werden kann und Stimmung, Verhalten und vor allen Dingen Unruhezustände gemindert werden können. Auch lässt die durch Musik stimulierte Emotionalität die Gedächtnisleistung beeinflussen (Lou 2001). Dies korrespondiert zu positiven Erfahrungen zur Stressreduktion durch Musik in der Schmerztherapie und anderen Domänen (Spintge 2000).

Schaut man jedoch nach systematischen wissenschaftlichen Studien, liegen diese bisher nicht in ausreichender Form vor. In der Regel wurden kleine Gruppen schwer dementer PatientInnen mit Unruhezuständen in Heimen untersucht. Die eingesetzte Musik variierte von Entspannungsmusik hin zu bevorzugter Musik der KlientInnen. Auch blieb in der Regel unklar, ob PatientInnen mit Hörminderung mit eingeschlossen wurden (Vink et al. 2003).

8.4.5 Die Validation

Die Validation wurde von ihrer Begründerin Naomi Feil (1992) **Konzept**
als *besondere Form einer Therapie durch Kommunikation mit De-*
menzkranken beschrieben. Der Grundgedanke ist der, dass man
die Realität und persönliche Wahrheit des Gegenübers bzw. dessen Erfahrung akzeptiert. Dies bedeutet ein hohes Maß an Em-
pathie und den Versuch, das gesamte Referenzsystem einer anderen Person zu verstehen. Dies gilt auch für Zustände größter
Störung. Das Konzept wurde zwischen 1963 und 1980 entwickelt
in einem Versuch, die Begrenzungen z. B. des Realitätsorien-
tierungstrainings zu überwinden. Die Demenzkranken werden
entlang einem Kontinuum vier Stadien zugeordnet, von einem
Stadium der schlechten Orientierung bis hin zum vegetativen
Stadium.

Die Hauptkritik ist die, dass die postulierte einzigartige Zuge- **Kritik**
hensweise viele Gemeinsamkeiten mit allen humanistisch orien-
tierten Therapien hat und somit Schlüsselaspekte einer personen-
zentrierten individuellen Demenzpflege bezeichnet (Neal/Briggs
2003). Auf der anderen Seite erleben viele Pflegepersonen, die
sich vorher gerade im kommunikativen Prozess hilflos fühlten
und beispielsweise über keine Kenntnis von Strategien zum Umgang mit Aggression verfügten, die Validation als sehr hilfreich.
Durch eine entsprechende Schulung kommen sie in Besitz einer
Technik, die für sie hilfreich ist. Zu einer Entspannung trägt sicher
schon allein die Auffassung der Validation bei, dass ältere Menschen nicht mehr gezwungen werden können, ihr Verhalten zu
ändern und in diesem Verhalten wertfrei akzeptiert werden müssen. Zudem würde diese Einstellung auch den Betroffenen ihre
Würde zurückgeben.

Erfahrungsberichte zeigen, dass die 14 Kerntechniken gut er-
lernt und geübt werden können und dann auch weiter beibehal-
ten werden. Die bisher vorliegenden Studien sind jedoch kaum
vergleichbar und erlauben deshalb zumindest noch nicht den
Rückschluss, dass es sich hierbei um eine wirksame Therapie handelt (Neal/Briggs 2003). Es kann jedoch durchaus die Position
vertreten werden, dass allein ein sicherer und selbstbewussterer
Umgang des Pflegepersonals mit den Demenzkranken helfen
kann, den Stress zu reduzieren.

8.4.6   Sinnesorientierte Verfahren

Definition

Hierunter werden im Folgenden Verfahren zusammengefasst, die über taktile, olfaktorische, akustische oder optische Reize versuchen, schwer Demenzkranke zu erreichen und insbesondere Unruhezustände zu vermindern. Hierzu gehört das Snoezelen, die basale Stimulation, die Aromatherapie, aber auch Bäder, Massagen, und die Kinästhetik (Thorgrimsen et al. 2003; Baillon et al. 2004; Finnema et al. 2000). Weiterführende Informationen und Angebote zu diesen Therapien finden sich z. B. auf der Internetseite des Kuratoriums Deutsche Altershilfe (KDA): www.kda.de.

Snoezelen

Für das *Snoezelen* werden in der Regel spezielle Räume vorgehalten, in denen Licht, Geräusche, Gerüche und berührbare Materialien dafür sorgen, dass eine angenehme, Vertrauen erweckende und entspannende Atmosphäre entsteht. Zum Beispiel können Demenzkranke in Heimen in diese Snoezelen-Räume gehen. Snoezelen-Aspekte können jedoch auch im Badezimmer oder Wohnraum zu Hause verwendet werden, wobei hier die Angehörigen an der Erfahrungswelt der Demenzkranken teilnehmen (sollten). Dies soll insbesondere die Kommunikation mit den schwer Demenzkranken erleichtern.

Auch hierfür liegen eine Reihe von Beobachtungsstudien mit kleiner Fallzahl vor – mit wiederum kaum vergleichbarer Methodik (Chung et al. 2002). Dennoch arbeiten heute viele spezialisierte Heimeinrichtungen mit diesen Konzepten und sind davon in der täglichen Arbeit überzeugt (Finnema et al. 2000).

basale Stimulation

Die *basale Stimulation* beruht auf der Grundlage, dass schwerstbehinderte Menschen auf Sinnesreize wie Berührung, Musik und Gerüche reagieren. Durch eine regelmäßige therapeutisch durchgeführte Stimulation dieser Sinne kann eine Deprivation durch Isolation und Reizlosigkeit verhindert werden. Dabei sollte die Kontaktaufnahme behutsam, langsam und in kleinen Schritten erfolgen, damit nicht eine zusätzliche Reizüberflutung verwirrend wirkt. Technisch erfolgt dies z. B. durch Stimulation mit sehr süßen, sauren oder salzigen Nahrungsmitteln, durch kräftige Gerüche und Ähnliches. Aber nicht nur die Sinnesreize, sondern auch die sensorische und muskuloskeletale Wahrnehmung und Rückmeldung sind relevant. Dies erfolgt durch Massagen, Lagerungen etc. (Finnema et al. 2000).

Aromatherapie

Kürzlich wurde über Erfolge der *Aromatherapie* mit Melisse

in einer randomisierten kontrollierten Studie berichtet, die aber zunächst repliziert werden müsste (Ballard et al. 2002).

Die *Kinästhetik* ist eine Technik, die auf die „Bewegungsemp- **Kinästhetik** findung" fokussiert. Sie basiert auf Erkenntnissen der Verhaltenskybernetik, der humanistischen Psychologie sowie auf Tanz- und körpertherapeutischen Ansätzen. Wesentlich bei dieser Technik ist, dass hier normale Bewegungsabläufe, wie beim Ankleiden, Aus-dem-Bett-Steigen, Hinlegen derartig gestaltet werden, dass sie das Bewegungsgefühl, und Orientierungsgefühl der Kranken stimulieren (Hatch/Maietta 1999).

9 Spezielle Aspekte

9.1 Schmerzen

Schmerzerleben

Schmerzen sind ein *oft wenig beachtetes* Problem in der Versorgung von Demenzkranken. Die Demenz verändert jedoch nicht das Schmerzerleben, wie inzwischen durch Untersuchungen gezeigt werden konnte. Nachdem etwa drei von vier alten Menschen (auch ohne Demenz) an Schmerzen leiden, muss davon ausgegangen werden, dass mindestens ein genauso hoher Prozentsatz auch der Demenzkranken an Schmerzen leidet. Denn über die altersüblichen Schmerzen hinaus haben sie häufig Druckstellen, Kontrakturen, Zahn- und Gebissschmerzen oder Harnwegsinfekte.

Schmerzausdruck

Nur ist es ihnen in der Demenzkrankheit oft nicht möglich, diese Schmerzen zu artikulieren, einem bestimmten Organsystem zuzuordnen und diese auch als solches wahrzunehmen. Nachdem jedoch Schmerzen ein dauerhafter Stress sind und somit Delirien, Unruhezustände und andere Verhaltensstörungen fördern können, ist es wichtig sie zu erkennen und angemessen zu behandeln. Hierzu dient eine Schmerzerfassung, die auf Beobachtung außerhalb der Pflege, während der Pflege und des gesamten Verhaltens fokussiert. Ein Beispiel für eine strukturierte Erfassung findet sich in Kasten 9.1 (ECPA; Kunz 2002). Dies dient auch zur Überprüfung der Wirksamkeit einer Schmerztherapie.

9.2 Essen und Ernährung

Die tägliche Nahrungszufuhr hat zum einen einen kommunikativen und strukturierenden Aspekt, zum anderen einen biologisch-biochemischen. Bei Demenzkranken beobachtet man schon früh eine Störung der Nahrungsaufnahme, was mit einer Veränderung von Hunger und Durst, akzentuiert zu den schon im Alter vorhandenen Veränderungen, zu tun hat. Zudem verändern sich Geschmacks- und Geruchsempfindungen, sodass diese nicht mehr so intensiv wahrgenommen werden.

ECPA

Echelle comportementale de la douleur pour personnes âgées non communicantes

Datum: Patient:
vis.:   Geb.:   Zimmer:

Dimension 1: Beobachtungen vor der Pflege

ITEM 1 – Gesichtsausdruck: Blick und Mimik
0 entspannter Gesichtsausdruck
1 besorgter, gespannter Blick
2 ab und zu Verziehen des Gesichts, Grimassen
3 verkrampfter u./o. ängstlicher Blick
4 vollständig starrer Blick / Ausdruck

ITEM 2 – Spontane Ruhehaltung (Suche einer Schonhaltung)
0 keinerlei Schonhaltung
1 Patient vermeidet eine bestimmte Position, Haltung
2 Patient wählt eine Schonhaltung
3 Patient sucht erfolglos eine schmerzfreie Schonhaltung
4 Patient bleibt vollst. immobil (wie festgenagelt durch Schmerzen)

ITEM 3 – Bewegungen und Mobilität (im u/o ausserhalb des Bettes)
0 Patient mobilisiert und bewegt sich wie gewohnt*
1 Pat. bewegt sich wie gewohnt*, vermeidet aber gewisse Bewegungen
2 seltenere / verlangsamte Bewegungen entgegen Gewohnheit*
3 Immobilität entgegen Gewohnheit*
4 Apathie, Niedergeschlagenheit oder starke Unruhe entgegen Gewohnheit*

ITEM 4 – Kontakt zur Umgebung (Blick, Gesten, verbal)
0 üblicher Kontakt wie gewohnt*
1 Herstellen von Kontakt erschwert entgegen Gewohnheit*
2 Pat. vermeidet Kontaktaufnahme entgegen Gewohnheit*
3 Fehlen jeglichen Kontaktes entgegen Gewohnheit*
4 totale Indifferenz entgegen Gewohnheit*
   *im Vergleich zu den vorhergehenden Tagen

Dimension 2: Beobachtungen während der Pflege

ITEM 5 – ängstliche Erwartung bei Pflege
0 Patient zeigt keine Angst
1 ängstlicher Blick, angstvoller Ausdruck   →

2 Patient reagiert mit Unruhe
3 Patient reagiert aggressiv
4 Patient schreit, stöhnt, jammert

ITEM 6 – Reaktionen bei der Mobilisation
0 Pat. steht auf / lässt sich mobilisieren ohne spezielle Beachtung
1 Pat. hat gespannten Blick / scheint Mobilisation und Pflege zu fürchten
2 Pat. klammert mit den Händen / macht Gebärden während Mob. und Pflege
3 Patient nimmt während Mobilisation / Pflege eine Schonhaltung ein
4 Patient wehrt sich gegen Mobilisation oder Pflege

ITEM 7 – Reaktionen während der Pflege von schmerzhaften Zonen
0 keinerlei Reaktionen während der Pflege
1 Reaktionen während Pflege, ohne Eingrenzung
2 Reaktion beim Anfassen oder Berühren schmerzhafter Zonen
3 Reaktion bei flüchtiger Berührung schmerzhafter Zonen
4 Unmöglichkeit, sich schmerzhafter Zone zu nähern

ITEM 8 – verbale Äeusserungen während der Pflege
0 keine Äusserungen während der Pflege
1 Schmerzäusserung, wenn man sich an den Patienten wendet
2 Schmerzäusserung, sobald Pflegeperson beim Patienten ist
3 spontane Schmerzäusserung od. spontanes leises Weinen, Schluchzen
4 spontanes Schreien oder qualvolle Äeusserungen

Total

Anwendungshinweise:

■ ECPA wird nur angewendet, wenn eine Schmerzerfassung mit üblichen Instrumenten unmöglich ist
■ Wachkoma-Patienten können mit ECPA nicht erfasst werden
■ ECPA wird von Pflegenden ausgefüllt, welche den Patienten mindestens in den letzten 2 Tagen gepflegt haben

Kasten 9.1: ECPA – Skala zur Erfassung des Schmerzerlebens von Demenzkranken (deutsche Fassung Kunz 2002). Sie dient auch zur Dokumentation eines Therapieverlaufs

Deshalb ist bereits am Anfang und schon früh die Gewichts-   **Gewichts-**
entwicklung zu beachten. *Ein Verlust des Körpergewichts von mehr*   **entwicklung**
als 5 % in drei Monaten bzw. von mehr als 10 % in sechs Monaten
gilt als signifikant und bedenklich. Auf indirekte Zeichen wie z. B.
die weiter werdende Kleidung kann ebenfalls geachtet werden.
Insgesamt ist die Zusammenschau der Befunde wichtig. Relevante
Parameter zeigt die Tab. 9.1. Hilfreich sind aber auch Skalen wie
das international bewährte Mini-Nutritional-Assessment (MNA;
s. Kasten 9.2. Das MNA kann aus dem Internet kostenlos in verschiedenen Sprachen heruntergeladen werden unter www.mna-
elderly.com/practice/user_guide/mna_guide.pdf).

Tab. 9.1: Parameter zur Erfassung einer Mangelernährung bei Dementen
(nach Bauer/Sieber 2004)

Body Mass Index (Untergewicht < 20 kg/m²)	**Körpergewicht** **Körperoberfläche²**
Albumin	pathologisch < 3,5 g/dl
Screening-/Assessment-Verfahren	z. B. Mini Nutritional Assessment-MNA

Damit eine ausreichende Ernährung erfolgt, kann es initial ausrei-
chen, beim Einkaufen und Kochen zu helfen. Tritt eine relevante
Gewichtsabnahme auf, sollte die Gabe von *Nahrungssupplemen-*
ten nicht zu lange hinausgezögert werden. Die Nahrung sollte
abwechslungsreich sein und den Vorlieben der PatientInnen ent-
gegenkommen. *Ausreichendes Essen geht hier vor gesundes Essen.*
Immer ist auch auf eine angemessene Flüssigkeitszufuhr zu achten.
   Es ist bekannt, dass eine Mangelernährung zu Stürzen, Pneu-   **Folgen der**
monien, einer Immunschwäche und über einen Vitaminmangel   **Mangelernährung**
auch zur Förderung psychischer Störungen beiträgt. Gleichzeitig
hat sich gezeigt, dass Supplemente die Mortalität und auch Mor-
bidität verringern (Bauer/Sieber 2004). Bei der *Vitaminzufuhr* ist
insbesondere auf die Gabe von Vitamin D sowie von Folsäure zu
achten. Beide sind von einer Fehlernährung besonders betroffen
und von besonderer Relevanz für die Prävention von Stürzen
und der kognitiven Funktionen (Seshadri et al. 2002; Bischoff-
Ferrari et al. 2004).

NESTLÉ NUTRITION SERVICES

Anamnesebogen zur Bestimmung des Ernährungszustandes älterer Menschen
Mini Nutritional Assessment MNA™

Nestlé

Name:	Vorname:	Geschlecht:	Datum:
Alter, Jahre:	Gewicht, kg:	Größe, cm:	Kniehöhe, cm:

(bestimmen, wenn Körpergröße nicht meßbar ist)

Füllen Sie den Bogen aus, indem Sie die zutreffenden Zahlen in die Kästchen eintragen. Addieren Sie die Zahlen in den ersten 6 Kästchen. Wenn der Wert 11 oder kleiner 11 ist, fahren Sie mit der Anamnese fort, um den Gesamt-Index zu erhalten.

Vor-Anamnese

A Hat der Patient einen verminderten Appetit?
Hat er während der letzten 3 Monate wegen Appetitverlust, Verdauungsproblemen, Schwierigkeiten beim Kauen oder Schlucken weniger gegessen (Anorexie)?
0 = schwere Anorexie
1 = leichte Anorexie
2 = keine Anorexie ☐

B Gewichtsverlust in den letzten 3 Monaten
0 = Gewichtsverlust > 3 kg
1 = weiß es nicht
2 = Gewichtsverlust zwischen 1 und 3 kg
3 = kein Gewichtsverlust ☐

C Mobilität / Beweglichkeit
0 = vom Bett zum Stuhl
1 = in der Wohnung mobil
2 = verläßt die Wohnung ☐

J Mahlzeiten: Wieviele Hauptmahlzeiten ißt der Patient pro Tag?
(Frühstück, Mittag- und Abendessen)?
0 = 1 Mahlzeit
1 = 2 Mahlzeiten
2 = 3 Mahlzeiten ☐

K Lebensmittelauswahl: Ißt der Patient
• mindestens einmal
pro Tag Milchprodukte?   ja ☐   nein ☐
• mindestens ein- bis zweimal pro
Woche Hülsenfrüchte oder Eier?   ja ☐   nein ☐
• jeden Tag Fleisch, Fisch
oder Geflügel   ja ☐   nein ☐
0.0 = wenn 0 oder 1 mal «ja»
0.5 = wenn 2 mal «ja»
1.0 = wenn 3 mal «ja» ☐ . ☐

L Ißt der Patient mindestens zweimal
pro Tag Obst oder Gemüse?
0 = nein   1 = ja ☐

M Wieviel trinkt der Patient pro Tag?
(Wasser, Saft, Kaffee, Tee, Wein, Bier…)
0.0 = weniger als 3 Gläser / Tassen
0.5 = 3 bis 5 Gläser / Tassen
1.0 = mehr als 5 Gläser / Tassen   ☐ . ☐

N Essensaufnahme mit / ohne Hilfe
0 = braucht Hilfe beim Essen
1 = ißt ohne Hilfe, aber mit Schwierigkeiten
2 = ißt ohne Hilfe, keine Schwierigkeiten   ☐

O Glaubt der Patient, daß er gut ernährt ist?
0 = schwerwiegende Unter-/Mangelernährung
1 = weiß es nicht oder leichte Unter-/Mangelernährung
2 = gut ernährt   ☐

P Im Vergleich mit gleichaltrigen Personen schätzt der Patient
seinen Gesundheitszustand folgendermaßen ein:
0.0 = schlechter
0.5 = weiß es nicht
1.0 = gleich gut
2.0 = besser   ☐ . ☐

Q Oberarmumfang (OAU in cm)
0.0 = OAU <21
0.5 = 21 ≤ OAU ≤ 22
1.0 = OAU >22   ☐ . ☐

R Wadenumfang (WU in cm)
0 = WU <31   1 = WU ≥ 31   ☐

Anamnese (max. 16 Punkte)   ☐ . ☐

Ergebnis der Vor-Anamnese   ☐ ☐

Gesamt-Index (max. 30 Punkte)   ☐ ☐ . ☐

Auswertung des Gesamt-Index

17-23.5 Punkte   Risikobereich für Unterernährung   ☐ .
Weniger als 17 Punkte   schlechter Ernährungszustand   ☐ .

D Akute Krankheit oder psychischer Stress
während oder letzten 3 Monate?
0 = ja   2 = nein   ☐

E Psychische Situation
0 = schwere Demenz oder Depression
1 = leichte Demenz oder Depression
2 = keine Probleme   ☐

F Körpermassenindex (Body Mass Index, BMI)
(Körpergewicht / (Körpergröße)², in kg/m²)
0 = BMI <19
1 = 19 ≤ BMI < 21
2 = 21 ≤ BMI < 23
3 = BMI ≥ 23   ☐

Ergebnis der Vor-Anamnese (max. 14 Punkte)   ☐
12 Punkte oder mehr: normaler Ernährungszustand
11 Punkte oder weniger: Gefahr der Mangelernährung

Anamnese

G Wohnsituation: Lebt der Patient unabhängig zu Hause?
0 = nein   1 = ja   ☐

H Medikamentenkonsum: Nimmt der Patient mehr
als 3 Medikamente (pro Tag)?
0 = ja   1 = nein   ☐

I Hautprobleme: Schorf oder Druckgeschwüre?
0 = ja   1 = nein   ☐

Ref: Guigoz Y, Vellas B and Garry P J. 1994. Mini Nutritional Assessment: A practical assessment tool for
grading the nutritional state of elderly patients. *Facts and Research in Gerontology.* Supplement
#2:15-59.
Rubenstein LZ, Harker J, Guigoz Y and Vellas B. Comprehensive Geriatric Assessment (CGA) and
the MNA: An Overview of CGA, Nutritional Aspects and Development of a Shortened Version
of the MNA. In: "Mini Nutritional Assessment (MNA): Research and Practice in the Elderly". Vellas
B, Garry P J and Guigoz Y, editors. Nestlé Nutrition Workshop Series. Clinical & Performance Pro-
gramme, vol. 1. Karger, Bâle. in press.

© 1998 Société des Produits Nestlé S.A., Vevey, Switzerland, Trademark Owners

Kasten 9.2: Mini-Nutritional-Assessment (MNA).

kommunikative Aspekte

Das Einnehmen einer Mahlzeit als soziales und kommunikatives Ereignis sollte auch als solches wahrgenommen und bis in den späten Krankheitsprozess erhalten bleiben. Dies wird einerseits jetzt immer mehr durch den Einsatz von „Wohnküchen" in der (teil)stationären Demenzbetreuung gefördert. Andererseits kann nach Anlage einer Parenteralen-Gastrostomie-(PEG)-Sonde die wegfallende Kommunikation über den Ernährungsprozess zu einer (weitergehenden) Vernachlässigung der PatientInnen beitragen.

PEG-Sonden

Grundsätzlich gibt es für den Einsatz von PEG-Sonden bei Demenzkranken noch keinen Konsens bis auf den, dass in schwerem Erkrankungsstadium der Einsatz nicht mehr sinnvoll zu sein scheint. Sicher ist, dass sie offensichtlich nicht die Infektionsrate verringern und auch nicht die Lebenserwartung verlängern. Entsprechend geben die Leitlinien derzeit keine Pro- oder Kontra-Empfehlung (Volkert 2004; Bauer/Sieber 2004).

9.3   Schlaf

Schlafstörungen können die Ursache für eine demenzielle Symptomatik sein. Schwere Störungen des Schlafes und der Schlafkontinuität können zu einer erheblichen Beeinträchtigung der Tagesleistungsfähigkeit führen und vielleicht speziell im Alter auch zu einer dann womöglich reversiblen demenziellen Symptomatik. Nachdem es hierzu jedoch *bis jetzt kaum Untersuchungen* gibt, der Aspekt auch in der Literatur zu reversiblen Demenzen bis jetzt nicht beachtet worden ist, sollen zunächst die Veränderungen des Schlafs im Alter und häufige schlafassoziierte Störungen beschrieben werden. Spezielle Störungen des Schlafes bei Dementen, insbesondere der DAT, werden im Anschluss beschrieben.

Schlafpolygraphie

Zu den verwendeten Begriffen lässt sich zusammenfassen, dass der Schlaf wissenschaftlich und klinisch mit Hilfe einer *Schlafpolygraphie* untersucht wird (s. Abb. 9.1). Hierbei wird ein EEG kombiniert mit einem Elektrookulogramm und Messungen von Atmung, Extremitätenbewegung und Sauerstoffsättigung, wobei gerade die letztgenannten Methoden nicht immer einbezogen werden (müssen).

Die Schlafstadien I bis IV werden vom Wachstadium unterschieden. Separat wird zudem der REM-Schlaf (rapid eye move-

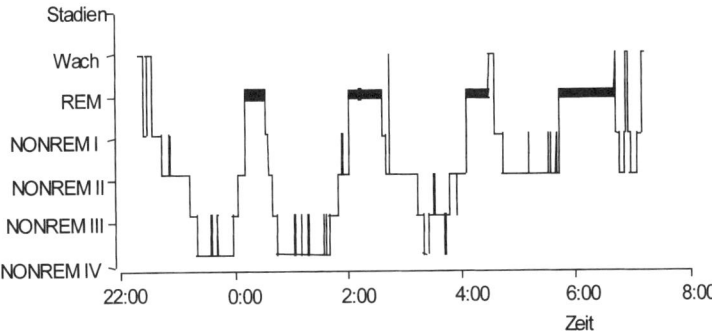

Abb. 9.1: Schlafpolygraphische Darstellung eines gesunden Schlafablaufs. Die Abbildung zeigt schematisch die Verteilung von Wachphasen, REM-Schlaf, und NON-REM-Schlafstadien I, II sowie den Tiefschlafanteilen III und IV.

ment: Stadium der schnellen Augenbewegungen) abgegrenzt. Die Stadien I bis IV beschreiben Schlafstadien zunehmender Schlaftiefe, weshalb die Stadien III und IV auch als Tiefschlaf zusammengefasst werden. Die Zeit vom Zubettgehen bis zum Einschlafen wird als *Schlaflatenz* bezeichnet, die Gesamtschlafzeit im Verhältnis zur im Bett verbrachten Zeit als *Schlafeffizienz*. Die Zeit vom Beginn des Schlafes bis zur ersten REM-Phase wird als *REM-Latenz* bezeichnet. Sie ist wissenschaftlich von Interesse, weil sie beispielsweise bei Depressionen oft verkürzt ist. Der Schlaf bildet einen wesentlichen Bestandteil biologischer Rhythmen und wird durch so genannte „Zeitgeber" wie die exogenen Licht- oder Nahrungsreize und endogen vor allem über Cortisol und Melatonin beeinflusst (Stoppe et al. 1992; Staedt 2004).

9.3.1   Veränderungen des Schlafs im Alter

Typischerweise verändert sich das Schlafprofil vom mittleren zum   **Schlafbedarf**
fortgeschrittenen Lebensalter kaum. Die wesentlichen Veränderungen finden in den ersten Lebensmonaten und -jahren statt. Das heißt, jemand, der früher sieben Stunden Schlaf als ausreichend erlebt hat, wird im Alter nicht acht oder neun Stunden Schlaf brauchen. Dies ist aber oft der Wunsch älterer Menschen, speziell in Institutionen, die schon früh ins Bett gehen und erwar-

ten, die gesamte Nacht durchzuschlafen. Auch die „Tagesrhythmen" vieler Pflegeeinrichtungen sehen eine viel zu lange Nachtphase vor. Der Schlafbedarf wird natürlich auch beeinflusst durch den Grad der Aktivitäten am Tag, insbesondere körperliche Aktivität, Ernährung und Lichtzufuhr.

Bei einer Reihe von Untersuchungen wurde festgestellt, dass im Alter eine geringere Schlafeffizienz und häufigere Aufwachvorgänge auftreten. Ob sich das Schlafbedürfnis ändert, ist letztendlich noch unklar. Tendenziell findet sich ein früheres Zubettgehen und ein entsprechend früheres Erwachen (aus der Eule wird tendenziell eine Lerche). Bezüglich der Schlafstadien findet sich eine relative Zunahme des Stadiums I und eine Abnahme der Stadien III und IV. Der REM-Anteil bleibt unverändert (Stoppe et al. 1992).

9.3.2   Schlafassoziierte Störungen

Gerade im höheren Lebensalter spielen die zwei wichtigen schlafassoziierten Störungen eine besondere Rolle, weil sie in ihrer Häufigkeit ansteigen und auch mit Demenzen zusammenhängen. Deshalb sollen sie hier auch besonders diskutiert werden.

Schlaf-Apnoe-Syndrom

Häufig mit vaskulären Demenzen assoziiert ist das *Schlaf-Apnoe-Syndrom (SAS)*. Es ist mit Risikofaktoren für zerebrovaskuläre Erkrankungen verknüpft, wobei die kausale Wechselbeziehung noch unklar ist. Ein arterieller Hypertonus, kardiale Erkrankung – Herzinsuffizienz, -rhythmusstörungen – sowie eine Adipositas spielen eine Rolle (Yaggi/Mohsenin 2004). Beim SAS kommt es durch einen Verschluss der oberen Luftwege (obstruktiver Apnoe) zu längeren Atempausen (mehr als 10 sec.) und in der Folge zu einer konsekutiven Abnahme des Blut-Sauerstoffgehalts, definitionsgemäß mit Hypopnoe von mindestens 4 %. Entwickelt sich das SAS langsam, können diese Entsättigungen erhebliches Ausmaß erreichen. Die Obstruktion wird *begünstigt durch die Einnahme von Benzodiazepinen und/oder Alkohol,* weil dadurch der Muskeltonus im Nasen-Rachen-Bereich abnimmt. Fast alle PatientInnen mit SAS schnarchen, und Schnarchen erhöht das Risiko für ein SAS. Die besondere Assoziation mit der Adipositas beruht wahrscheinlich darauf, dass bei adipösen Personen auch das interstitielle Fett im Nasen-Rachen-Raum zunimmt und somit zu einer Verengung der oberen Luftwege beiträgt (Arens/Marcus 2004).

Ein SAS führt zu kognitiven und auch zu affektiven Störungen, wahrscheinlich im Wesentlichen durch eine Störung subkortikaler neuronaler Netze (Aloia et al. 2004). Nach einer Abklärung im Schlaflabor besteht die Therapie der Wahl in einer Einstellung der Risikofaktoren und einer Gewichtsabnahme. Da diese oftmals problematisch ist, wird heute häufig die Beatmung mit *CPAP (= continuous positive airway pressure)* über eine nächtliche Maske bevorzugt, für die die Compliance jedoch auch nicht hoch ist (Haniffa et al. 2004).

SAS-Therapie

Das *nächtliche Myokloniesyndrom (NMS)* weist nicht nur klinisch, sondern auch neurobiologisch enge Beziehungen zum Restless-Legs-Syndrom (RLS) und zur Akathisie auf. Alle PatientInnen mit einem RLS haben auch ein NMS, jedoch weisen nicht alle PatientInnen mit einem nächtlichen Myokloniesyndrom auch tagsüber Beschwerden auf. Die Störung ist deswegen oft schwierig zu diagnostizieren. Hinweisend kann eine Verschlechterung des Schlafes unter Neuroleptika sein. Pathophysiologisch findet sich eine Reduktion von Dopamin-D2-Rezeptoren, die sich unter einer dopaminagonistischen Behandlung – die heute Mittel der Wahl ist – wieder normalisieren kann. Die im Alter sowieso reduzierte dopaminerge Funktion senkt die Schwelle für das Entstehen eines NMS. Durch die nächtlichen Myoklonien kommt es zu einer Vielzahl von Aufwachvorgängen (Arousal), die die Schlafkontinuität und damit auch -qualität verringern (Staedt et al. 1994; Hening et al. 2004).

nächtliches Myokloniesyndrom

Bei bestimmten Demenzformen kommt es zur so genannten *REM-assoziierten Verhaltensstörung (REM sleep behaviour disorders)*. Ohne hier die Pathophysiologie dieser Störung vertiefen zu wollen, kommt es im REM-Schlaf zum motorischen Ausagieren von Trauminhalten. Dies ist bei Gesunden nicht möglich, weil sich typischerweise im REM-Schlaf eine Entkopplung von zerebraler Aktivität und Motorik findet. Entsprechend zeigen sich bei vielen PatientInnen zerebrale pathologische Befunde in den bildgebenden Verfahren (ca. 60 %), zudem wurde ein vermehrtes Auftreten bei Intoxikationen und nach experimentellen Läsionen im Bereich der Pons cerebri beschrieben. Eine wichtige Rolle spielen sie offensichtlich bei der DLB und anderen Synukleinopathien (s. Abschnitt 5.3; Boeve et al. 2004).

REM-assoziierte Verhaltensstörungen

Bei einer Demenz kann es auch zu einer Belastung durch eine *Nykturie bzw. nächtliche Polyurie* kommen. Dieses Syndrom betrifft etwa 3 % der älteren Bevölkerung und wird mit zunehmen-

Nykturie

dem Alter und bei Herzinsuffizienz häufiger. Nach dem nächtlichen Aufstehen fällt das Einschlafen zunehmend schwerer und der morgendliche Schlaf ist oft schwer gestört. Pathophysiologisch findet sich ein Fehlen des nächtlichen Anstiegs an antidiuretischem Hormon. Therapie der Wahl ist eine reduzierte (abendliche) Trinkmenge, die Verschiebung der Einnahme von Diuretika vom Morgen auf den Nachmittag und die orale Verabreichung von Vasopressin (Nebenwirkungen – Elekrolytentgleisung – beachten!) vor dem Schlafengehen (Asplund 2004).

9.3.3 Schlaf-Wach-Rhythmus bei der Demenz vom Alzheimer-Typ

Desynchronisierung Bei der DAT findet sich eine Akzentuierung des schon für den normalen Schlaf im Alter beschriebenen Profils. Die Schlafeffizienz ist im Vergleich noch geringer, die Aufwachvorgänge häufiger. Der Tiefschlafanteil nimmt weiter ab, das Stadium I und II tendenziell zu. Es findet sich auch eine Abnahme des REM-Schlaf-Anteils und der REM-Latenz. Etwa 40 % der DAT-PatientInnen klagen über Schlafstörungen (Tractenberg et al. 2003). Insgesamt findet sich eine *mit dem Erkrankungsprozess zunehmende Desynchronisierung der Tag-Nacht-Rhythmik* bis hin zu völliger Defragmentierung mit Schlaf am Tag und Wachsein in der Nacht oder auch kurzen Schlafperioden gemischt im Wechsel mit Wachabschnitten (Werth et al. 2002).

Pathophysiologie *Sämtliche Veränderungen können ganz wesentlich auf die bei der DAT auftretende Störung der cholinergen Neurone im Nucleus basalis Meynert zurückgeführt werden.* Diese cholinergen Neurone sind gleichzeitig der am weitesten rostral gelegene Teil des aufsteigenden retikulären aktivierenden Systems (ARAS) und nicht nur für Lernen und Gedächtnis, sondern auch für Aufmerksamkeit und Stabilität des Schlaf-Wach-Rhythmus zuständig. Experimentelle Läsionen dieser Region erzeugen Frequenzverlangsamungen im EEG und eine Beeinträchtigung der zirkadianen Rhythmen. In dieser Situation des Zerfalls der endogenen Steuerungsmechanismen ist es bedeutsam, die *externen Strukturierungshilfen* so lange wie möglich wirksam werden zu lassen.

Sundowning Ein besonderes Phänomen ist das so genannte *Sundowning*. Man bezeichnet damit agitierte Verwirrtheitszustände am späten Nachmittag (bei Sonnenuntergang), z. T. begleitet durch Halluzinationen. Sie treten häufig bei DLB aber auch bei der DAT und eher in fortgeschrittenen Stadien auf. Auslöser für die Unruhezustände sind häufig irritierende Geräusche, in Heimen z. B. durch die Essenswagen (Bliwise 1994). Der Entstehungsmechanismus ist noch nicht vollständig geklärt, jedoch spricht vieles dafür, dass es sich um eine Überforderung der Verarbeitungssysteme handelt.

9.3.4   Therapie von Schlafstörungen

Soweit es irgend geht, sollte nichtmedikamentösen Maßnahmen der Vorzug gegeben werden.

Tagesstruktur und Schlafhygiene

> Bei den nichtmedikamentösen Maßnahmen ist eine gute Tagesstrukturierung sowie tägliche körperliche Aktivität und ausreichende Lichtzufuhr (Spaziergang draußen!) hilfreich.

Die Einhaltung schlafhygienischer Maßnahmen ist nicht nur bei Demenzkranken anzuraten. Hierzu gehört, dass das Bett ausreichend bequem ist, das Schlafzimmer gut belüftet und ruhig ist, dass große Mengen nicht mehr unmittelbar vor dem Schlaf gegessen und getrunken werden und auf Genussmittel wie Alkohol eher verzichtet werden sollte (McCurry et al. 2001). Zur Tagesstrukturierung kann auch gehören, den Tagesschlaf zu reduzieren. Bei sehr fortgeschrittenen Fällen mit aufgehobenem Tag-Nacht-Rhythmus ist dies jedoch sowohl für das Personal als auch die betroffenen PatientInnen quälend.

Angehörige, erst recht die Lebenspartner, leiden in erheblichem Umfang mit. Sie sollten aufgefordert werden, ein Tagebuch über den Schlaf-Wach-Rhythmus des Demenzkranken zu führen (Teri et al. 2002). In der ambulanten und auch stationären Versorgung sind nächtlich wiederholt unruhige PatientInnen ein Problem. Hier empfiehlt es sich, eine Art Nachtdienst abzustellen. In großen Institutionen hat man auch gute Erfahrungen mit einem *Nachtcafe* gemacht, in der die stark unruhigen PatientInnen zu einer nächtlichen Betreuung zusammengeführt werden.

In mehreren Studien konnte gezeigt werden, dass Licht bei Demenzkranken zu einer Verlängerung der Schlafzeit und einer Reduktion von Verhaltensstörungen beiträgt. Insbesondere bei Störungen des Tag-Nacht-Rhythmus und beim Sundowning hat

Licht(therapie)

sich eine gute Wirkung gezeigt (Staedt 2004). Dabei sollte eine Lichtmenge von etwa 10.000 Lux für 30 Minuten oder 2.500 Lux für etwa zwei Stunden verabreicht werden, ersatzweise entsprechend geringere Lichtintensitäten über einen längeren Zeitraum. Schwer Demente können allerdings nur noch begrenzt profitieren (Ancoli-Israel et al. 2003). Manche Heimeinrichtungen beleuchten z. b. heute die Essplätze bzw. Aufenthaltsräume systematisch mit Lichttherapiegeräten.

medikamentöse Behandlung

Zur Stabilisierung der neurobiologischen Basis der endogenen Zeitgeber sind Cholinesterasehemmer Mittel der Wahl (Trinh et al. 2003). Zusätzlich bzw. alternativ kann orales Melatonin (3–6 mg/d) versucht werden, wobei hier ein Behandlungszeitraum von mindestens vier Wochen abgewartet werden sollte (Cardinali et al. 2002). Schnellere Effekte erreicht man grundsätzlich mit Neuroleptika, Benzodiazepinen oder sedierenden Antidepressiva. Bei den Neuroleptika sind zwar die sedierenden Substanzen Melperon oder Dipiperon die am meisten eingesetzten. Für sie fehlen jedoch ebenso systematische Schlaf-Studien wie für die neueren atypischen Neuroleptika Risperidon oder Olanzapin oder die sedierenden Antidepressiva Trazodon, Mirtazepin sowie niedrig dosiertes Trimipramin die keine anticholinerge Wirkkomponente haben (Stoppe et al. 1999a).

Benzodiazepine können bei vorübergehendem und angemessenem Einsatz auch bei DemenzpatientInnen hilfreich sein. Dabei muss darauf geachtet werden, dass kein Schlaf-Apnoe-Syndrom vorliegt, weil sie den Muskeltonus zusätzlich reduzieren (s. Abschnitt 9.3.3). Dann sollten auch nur Substanzen verwendet werden, die eine kurze Wirksamkeit und keine Verlängerung der Halbwertszeit im Alter aufweisen. Dies sind Lorazepam, Temazepam, Oxazepam und Lormetazepam. Zudem werden kurz wirksame atypische Substanzen, z. B. Zolpidem, empfohlen (Staedt 2004).

9.4   Inkontinenz

9.4.1   Häufigkeit, Pathophysiologie und Klinik

Risiko für Heimeinweisung

Ein unkontrollierter Abgang von Urin oder Stuhl ist generell im Alter häufiger als in jüngeren Lebensjahren. Bei Demenzkranken ist die Häufigkeit mindestens doppelt so hoch wie in einer gleich alten Vergleichsgruppe und traf in einer schwedischen Untersuchung 50 % der Männer und 60 % der über 85-jährigen Frauen (Hellström et al. 1994). Störungen der Kontinenz mit ihrem vermehrten Pflegeaufwand und insbesondere auch nächtlicher Harnabgang gehören zu den Hauptrisikofaktoren für eine Heimeinweisung. Entsprechend sind in Alten- und Pflegeheimen häufig bis zu 90 % der Bewohner inkontinent (Thom 1998).

Ursache für das häufigere Auftreten bei Demenz ist in der Regel der *Verlust der supraspinalen Miktionskontrolle*, die mit zunehmender Demenzschwere dazu führt, dass Blasenfüllung und Stuhldrang nicht bzw. zu spät wahrgenommen werden. Auch kann der Verschluss der Ausscheidungsorgane nicht mehr willkürlich kontrolliert werden. Durch die Neurodegeneration fallen hemmende Einflüsse auf den Detrusorreflex weg, wobei insbesondere die *Dranginkontinenz* (Harnverlust in Kombination mit Harndrang) häufiger wird. Daneben gibt es natürlich auch die sowieso im Alter häufig auftretende *Belastungs- bzw. Stressinkontinenz* bei plötzlicher abdomineller Drucksteigerung, z. B. beim Husten. Beim Auftreten von Inkontinenz und Demenz sollte diagnostisch immer an das Vorliegen eines Normaldruckhydrozephalus gedacht werden (s. Abschnitt 5.6). Die Basisdiagnostik besteht aus:

Ursachen und Basisdiagnostik

- gezielter Anamnese, unter Umständen ergänzt um ein
- Trinkprotokoll: wann was in welcher Menge, bzw.
- Blasentagebuch: Toilettengänge und Menge, ggf. zeitliche Verteilung von Episoden der Inkontinenz,
- klinischer Untersuchung,
- Untersuchung des Urins und
- sonographischer Restharnbestimmung.

Diese Diagnostik dient bei der Therapie auch als Ausgangswert. Es muss allerdings berücksichtigt werden, dass das Führen eines Blasentagebuchs dem Demenzkranken oft allein nicht möglich ist und die Unterstützung des Pflegepersonals respektive der Angehörigen braucht.

9.4.2   Therapie der Inkontinenz

Toiletten-/
Miktionstraining

Therapeutisch ist eine komplette Kontinenz in vielen Fällen nicht zu erzielen. Als Ziel der urologischen Behandlung wird deshalb häufig die so genannte *soziale Kontinenz* angesehen, die dem Betroffenen ermöglicht, am gesellschaftlichen Leben teilzunehmen. Hierbei überwiegen zunächst verhaltenstherapeutische Elemente dergestalt, dass ein *Toilettentraining* bzw. ein aktives *Miktionstraining* versucht wird. Auf der Basis der Information des Tagebuchs wird ein Miktionsplan erstellt und veranlasst, dass der Betroffene sich einen festen Rhythmus angewöhnt und gewissermaßen vor der spontanen Blasenentleerung auf die Toilette geht. Es sollte erreicht werden, dass die Intervalle länger als drei Stunden sind und die Miktionsvolumina höher als 200 bis 300 ml sind. Bei einem Miktionstraining kann jedoch über ein stündliches, später zwei- bzw. dreistündliches Zur-Toilette-Führen allmählich ein Erfolg erreicht werden. Blasentrainings, die ein bewusstes Anspannen der Beckenbodenmuskulatur vorsehen, lassen sich zumindest in fortgeschrittenen Demenzphasen of nicht mehr durchführen.

Medikamente

Medikamentös besteht das Problem, dass die typischerweise verordneten Anticholinergika gerade bei der DAT das cholinerge Defizit noch weiter verstärken. Aus der Liste der Anticholinergika könnte hier allenfalls Trospiumchlorid empfohlen sein, weil es wenig ZNS-gängig ist (Wiedemann/Füsgen 2003). Auch das niedrig dosierte trizyklische Antidepressivum Imipramin kann bereits in sehr geringer Dosis (z. B. 10 mg) eine ausreichend kontinenzerhaltende Wirkung entfalten. Bei Frauen kann in Fällen erheblicher atrophischer Veränderungen im vulvovaginalen Bereich eine lokale Östrogenbehandlung eine gewisse Hilfe sein. Bei Männern können unter Berücksichtigung der Nebenwirkungen vorsichtig Alpha-Blocker eingesetzt werden. Eine *operative Therapie* spielt bei Demenzkranken eine allenfalls untergeordnete Bedeutung.

Hilfsmittel

Die *Versorgung mit Hilfsmitteln* ist schwierig. Insbesondere sollte die Katheterversorgung sehr zurückhaltend und nur bei relevanter Restharnbildung eingesetzt werden. Ansonsten sind aufsaugende Hilfsmittel und Kondomurinale bei Männern eher zu befürworten (Schultz-Lampel 2003).

10 Versorgung

10.1 Die Beratung und Vermittlung sozialer Hilfen

Die Ergebnisse eigener Untersuchungen zeigen, dass die Kenntnis von ÄrztInnen und Pflegekräften über psychosoziale Hilfen und ihre Bedeutung für Demenzkranke und ihre Angehörigen noch viel zu gering ist. Dies ist nicht nur ein deutsches Phänomen. So hatten in einer Untersuchung in England etwa 50 % der Hausärzte und -ärztinnen keine Kenntnisse der lokalen Unterstützungsangebote. Zudem waren geringere Kenntnisse mit größerem Nihilismus und geringerem Kompetenzerleben assoziiert (Turner et al. 2004). Es kann also nur unterstrichen werden, wie wichtig es ist, dass die betreuenden Professionellen miteinander und mit den Angehörigen partnerschaftlich zusammenarbeiten und wechselseitig Kenntnisse ihrer Angebote und Kompetenzen haben.

Auch wenn in diesem Buch einige Aspekte schon an anderem Ort angesprochen wurden, sollen hier zusammenfassend folgende Empfehlungen gegeben werden:

allgemeine Empfehlungen

- Es ist sinnvoll, *regelmäßig Gespräche* sowohl mit den PatientInnen als auch mit deren BetreuerInnen zu führen und nach der Situation der häuslichen Pflege vollumfänglich zu fragen.
- Es muss Klarheit über das *unterstützende Umfeld der betreuenden Personen* bestehen. Es sollte ermutigt werden, Hilfsangebote zu suchen und in Anspruch zu nehmen. Hierbei kann ein Verweis auf Beratungsliteratur bzw. auch relevante Informationen über die Deutsche Alzheimer-Gesellschaft, das Kuratorium Deutscher Altershilfe oder auch andere Einrichtungen hilfreich sein.
- Nachdem es in der besonders belastenden Situation der Pflege und Betreuung auch zu Zeichen von psychischer Extrembelastung kommen kann, *sollte offen nach entsprechenden Eskalationen gefragt werden, insbesondere nach Missbrauch bzw. offener körperlicher Gewalt.* Hierzu gehört neben Schlagen

und anderen klar erkennbaren Formen von Gewalt auch, jemanden z. B. einzusperren, festzubinden oder im Falle einer Inkontinenz länger unversorgt zu lassen.

▪ *Finanzielle und rechtliche Probleme* sollten angesprochen werden: die Notwendigkeit von Testament, Vorabverfügung, Antragsstellung für die Pflegeversicherung, Einrichtung einer Betreuung etc.

▪ Beratung und Aufklärung über eine *angemessene Tagesstrukturierung und Ernährung*: Eine feste Tagesstruktur zusammen mit festen Toilettenzeiten helfen, die im Laufe der Krankheit immer fragiler werdenden endogenen Rhythmen von außen zu stabilisieren. Hierzu gehört auch die Einhaltung allgemeiner schlafhygienischer Maßnahmen. Zudem sollte auf eine adäquate Ernährung und vor allen Dingen Trinkmenge geachtet werden.

▪ *Demenzkranke können ihre Beschwerden in späteren Krankheitsstadien nicht mehr verbalisieren.* Angehörige sollten deshalb angeleitet werden, auf subtile Zeichen für Schmerzen oder andere somatische Erkrankungen zu achten.

10.2 Die pflegenden Angehörigen

Hauptversorger

Angehörige spielen eine große Rolle in der Versorgung von Demenzkranken. Nach gesundheitsökonomischen Berechnungen tragen die Familien *derzeit knapp 70 % der gewichteten Gesamtkosten für eine Demenzpatientin.* Auf die Krankenversicherer entfallen etwa 3 %, die übrigen Lasten werden von der Pflegeversicherung erbracht (Hallauer et al. 2000). Man kann sich also leicht vorstellen, welche Auswirkungen es hat, wenn die Familien nicht im derzeitigen Maße zur Verfügung stehen.

vorwiegend weibliche Pflege

Das gilt vor allem für die Frauen, weil heutzutage sowohl im privaten als auch im professionellen Bereich, die Pflege vorwiegend weiblich ist. Mehrheitlich übernehmen Ehefrauen, Töchter und Schwiegertöchter die Aufgabe. Dies wird sich in den nächsten Jahren ändern, weil Frauen häufiger berufstätig sind und Familien weniger eng zusammenleben bzw. Einpersonenhaushalte zunehmen. So wird familiäre Pflege, auch wenn sie von allen Beteiligten gewollt wird, oft technisch unmöglich. Zudem muss berücksichtigt werden, dass die Alterung der Gesellschaft dazu führen wird, dass im Jahre 2050 nur 21,1 Personen auf einen Demenzkranken kommen werden, während es heute noch 69,4 sind. Daran würde auch ein sofortiger deutlicher Anstieg der Fertilität nichts ändern (Wancata et al. 2003). In dieser Situation ist eine kompetente Beratung, aber auch die regionale Unterstützung des Aufbaus von Hilfsdiensten zur Unterstützung von PatientInnen und ihren Angehörigen zu fördern, die ihnen flexibel Entlastung anbieten können (Stoppe/Geilfuß 2004).

10.2.1 Die Belastung der Angehörigen

Aus einer Reihe von Studien ist bekannt, dass es einen engen **Erkrankungsrisiko** Zusammenhang zwischen der Gesundheit der Demenzpatientin und der Gesundheit der betreuenden Angehörigen gibt. Angehörige haben ein *eigenes Erkrankungsrisiko von bis zu 50 %* aufgrund der Belastung durch die Pflege (Gaugler et al. 2003; Rainer et al. 2002). Untersuchungen aus Deutschland konnten zeigen, dass die Pflege und Betreuung eines Demenzkranken nahezu nie als leichte Belastung erlebt wird. In einer Untersuchung im Rahmen des PRODEM-Projektes gaben nur 2 % der Angehörigen an, sich durch die Pflege wenig belastet zu fühlen. Weitere 37 % gaben eine mäßige Belastung, 46 % eine starke und weitere 15 % eine sehr starke Belastung an (Klingenberg/Szecsenyi 1999). Nach einer weiteren Untersuchung an 1.911 pflegenden Angehörigen bestehen folgende Hauptprobleme (Gräßel 1997):

- *Zeitmangel:* Ich habe wenig Zeit, mich um mich selbst zu kümmern.
- *Soziale Isolation:* Niemand kommt mehr bei mir vorbei.
- *Traurigkeit:* Diese Situation zermürbt mich.
- *Verlust der Beziehung:* Ich kann meine Gedanken nicht mehr mit dem Kranken teilen.
- *Verlust der Unabhängigkeit:* Ich habe ein schlechtes Gewissen, wenn ich nicht da bin.

Als diese Angehörigen gefragt wurden, welche Unterstützungs- **Unterstützungs-** wünsche sie in der Hauptsache hätten, nannten 69 % die ideelle **wünsche** und materielle Anerkennung der Pflegetätigkeit, rund 53 % nichtprofessionelle praktische Hilfe durch Angehörige, Bekannte oder Nachbarn. Weniger häufig wurde die professionelle praktische Hilfe (44 %), strukturelle Hilfen (38 %) und medizinische Information und Beratung (25 %) gewünscht. Dies und die damit verbundenen Kosten erklären vielleicht, warum professionelle Hilfsdienste oft nicht in Anspruch genommen werden. Auch wird die Inanspruchnahme von den Angehörigen oft als schuldhaft erlebt. Noch 1996 konnte festgestellt werden, dass nur jeder dritte Pflegehaushalt ambulante Dienste in Anspruch nimmt, davon weniger als die Hälfte der Haushalte mit schwer pflegebedürftigen Menschen (Franke/Kämmer 2003). Als wichtige Faktoren konnte die befürchtete Bevormundung durch professionelle Kräfte und auch Scham- und Schuldgefühle identifiziert werden.

10.2.2 Entlastungsangebote

Angehörigen-beratung

Die Beratung der Angehörigen muss deshalb mehrere Ziele verfolgen. So scheint es besonders wichtig, *den Angehörigen einen adäquaten Umgang mit Demenzkranken zu vermitteln*. So ist es besonders hilfreich zu verstehen, dass es diesen schwer fällt, Informationen schnell einzuordnen oder auch in den Kontext zu früheren Informationen zu setzen. Die Selbstwahrnehmung der Kranken ist oft nicht die eines alten Kranken, sondern die eines Jüngeren. Die Angehörigen sollten angeleitet werden, „Hilfs-Ich-funktionen" zu übernehmen, indem sie orientierende und strukturierende Reize von Außen fördern und dadurch die innere Sicherheit des Demenzkranken zu stabilisieren helfen. Sie sollten unterstützt werden, noch vorhandene Ressourcen, insbesondere lang geübte Fertigkeiten und Vorlieben, zu fördern und neu zu entdecken. Vor allem sollte darauf hingewiesen werden, dass der emotionale und körperliche Kontakt, der für Demenzkranke auch weiterhin wichtig ist, eine kommunikative Ebene bis zum Schluss ist. Dies hilft, Vertrauen zu schaffen und Angst und Panik zu reduzieren. Zudem sollten sie ermutigt werden, sich Entlastung zu schaffen, auch im Sinne der PatientInnen.

Alzheimer-Gesellschaft

Entsprechende Hinweise erhalten Angehörige inzwischen auch über verschiedene Internet- und Literaturangaben. Auch Selbsthilfegruppen und die Beratung der Alzheimer-Gesellschaft(en) sind zu empfehlen. Zu beachten ist, dass vielerorts auch Schulungen für die Angehörigen angeboten werden, z.B. von Trägern der Altenhilfe und von den Kranken- bzw. Pflegekassen. Eine manualisierte Form ist z.B. die „Hilfe beim Helfen".

10.2.3 Interventionen zur Entlastung der Angehörigen

Bisher liegen leider *nur wenige Interventionsstudien* vor. Diese können jedoch belegen, dass Entlastungsangebote für die Angehörigen von Demenzkranken wirksam sind. So konnte gezeigt werden, dass das Risiko für eine Heimaufnahme in der Interventionsgruppe auf zwei Drittel des Risikos einer Kontrollgruppe reduziert wurde, und zwar durch eine individuelle und Familienberatung, zugeschnitten auf die spezifischen Probleme, sowie die Teilnahme an einer wöchentlichen Gruppe und die (jederzeitige) Erreichbarkeit von Beratern im Vergleich zu der Kontrollgruppe, die Beratung und Unterstützung nur auf Anfrage erhielt (Mittelmann et al. 1996).

stundenweise Entlastung

Verschiedene Interventionen belegten, dass der Stress der Angehörigen vor allen Dingen durch eine Entlastung für wenige Stunden in der Woche verringert werden konnte (Quayhagen et al. 2000). Hierauf fußen auch die erfolgreichen Bemühungen der *Laieninterventionen*, die – z.B. in Nürnberg – unter dem Titel „Für ein paar Stunden Urlaub" konzipiert wurden (Stoppe/ Geilfuß 2004).

Brückeneffekte

Es muss immer darauf geachtet werden, dass offensichtlich Maßnahmen und Interventionen bei den Angehörigen auch zu einem besseren Befinden der Demenzkranken beitragen und andersherum. Diese Effekte werden auch als *Brückeneffekte* bezeichnet (Haupt 2004). Inzwischen gibt es auch eine Reihe von strukturellen Angeboten, die für Angehörige mit und ohne ihre Demenzkranken angeboten werden. Einige Beispiele seien im Folgenden aufgeführt.

Angehörigengruppe

Eine Angehörigengruppe und parallele Betreuung der Demenzkranken ist sicherlich die verbreitetste Angebotsform. Die Angebote gehen von Gedächtnissprechstunden, Kirchen, Wohlfahrtsverbänden und den Krankenkassen aus. Die Gruppen sind entweder selbständig oder – z.T. auch nur initial – expertengeleitet. Zum einen können im Sinne eines psychoedukativen Ansatzes Informationen zur Krankheit gegeben werden. Andererseits verhelfen die Gruppen den Angehörigen auch dazu, sich untereinander auszutauschen und wechselseitig aus ihrer Isolation zu helfen. Unter diesem Aspekt wird immer wieder auch angeregt, dass Angehörige von Demenzkranken mit gleichem Schweregrad in einer (homogenen) Gruppe zusammengefasst werden sollten.

Die *parallele Betreuung von den Demenzkranken während der Zeit der Angehörigengruppe* bietet sich dann an, wenn die Angehörigen andernfalls keine Möglichkeit haben, zur Gruppe zu kommen. Die Uhrzeit der Gruppenangebote sollte sorgfältig gewählt werden. Gerade ältere pflegende Angehörige können oft nicht in den (im psychosozialen Bereich nicht unüblichen) Abendstunden zu einer Gruppe kommen. Vielmehr sind hier Angebote am Nachmittag eher willkommen. Auch die Verfügbarkeit öffentlicher Verkehrsverbindungen spielt dabei eine wesentliche Rolle.

Ausflüge und Urlaube

Von verschiedenen Stellen werden inzwischen Angebote gemacht, in denen die Demenzkranken zusammen mit ihren Angehörigen in den Urlaub oder auf einen Ausflug fahren können. Es wird dann dafür gesorgt, dass es Angebote miteinander aber auch getrennt voneinander gibt. Viele können so nach langer Zeit wieder Erholung finden.

Tanzcafés und Spaziergänge

Weitere spezifische Themenangebote sollen Demenzkranken und ihren Angehörigen helfen, noch mögliche und gern geübte Verhaltensweisen in einem geschützten Raum durchzuführen. Viele Demenzkranke trauen sich nicht mehr in eine öffentliche Umgebung, und auch die Angehörigen möchten die möglichen Blamagen in einem Restaurant oder bei einem öffentlichen Tanz vermeiden. Gerade die psychomotorische Aktivierung und die Musik wirken positiv auf die Kranken ein (s. a. Abschnitt 8.4 „Musiktherapie")

Laienhilfe

Ehrenamtliche Hilfe von Laien hat sich bewährt, wenn diese für diese Tätigkeit minimal ausgebildet werden, wofür inzwischen verschiedene Curricula von 20 bis 40 Stunden Dauer vorhanden sind. Die Laien können dann in Absprache mit den Angehörigen eine individuelle und flexible Unterstützung anbieten. Damit die Abgrenzung zur professionellen Unterstützung sorgfältig vorgenommen wird, kann empfohlen werden, dass Laienhelfer von einer Einrichtung vermittelt werden, die auch professionelle Hilfe bereitstellt und über einen Hausbesuch vorher klärt, ob hier nicht eher professionelle Unterstützung die Probleme lösen kann bzw. zumindest zusätzlich erforderlich ist. Diese Einrichtung kann auch den notwendigen Versicherungsschutz sichern. Eine Entschädigung für die ehrenamtliche Tätigkeit gilt inzwischen als üblich. Eine Kostenerstattung nach dem Pflegeleistungsergänzungsgesetz ist bei qualitätsgesicherter Unterstützung begrenzt möglich (Stoppe/Geilfuß 2004).

10.3   Rechtliche Belange

10.3.1 Fixierung und freiheitsentziehende Maßnahmen

Freiheitsentziehende Maßnahmen werden in der Betreuung von **Definition**
Demenzkranken nicht selten eingesetzt. In einer Untersuchung in
deutschen Heimen (Weyerer et al. 2000) waren 47 % der Demenzkranken fixiert. Was unter einer Fixierung zu verstehen ist, wird
unterschiedlich definiert, insbesondere bei der Frage, ob Psychopharmaka hinzugezählt werden sollen. *Zusammenfassend kann
jede Maßnahme darunter verstanden werden, die den Bewegungs-
raum einer Person einschränkt.* Dies bedeutet, dass auch die Be-
wegungskompetenz der jeweiligen PatientInnen eine Rolle spielt.

Zum Beispiel gilt dies für die sehr verbreiteten Geri-Stühle **Fixierungs-**
mit fixiertem Essbrett. Auch ist ein nur einseitig hochgezogenes **methoden**
Bettgitter dann eine Fixierung, wenn auf der anderen Seite das
Bett an der Wand steht und die Person somit nicht problemlos
aussteigen kann. Bei bewusstlosen PatientInnen sind Bettgitter
hingegen keine Fixierung. Folgende Methoden können als Fixierung angesehen werden:

- Festbinden von Extremitäten
- Bauchgurt
- Bettgitter
- Feste Essbretter an Stühlen
- Isolation in einem verschlossenen Raum
- Psychopharmaka, wenn sie ausschließlich verordnet werden,
  um die Bewegung der PatientInnen zu verringern, beispiels-
  weise bei Weglauftendenz.

Fixierungen sollten, insbesondere wenn sie über einen längeren **Fixier-**
Zeitraum erfolgen bzw. vorgesehen sind, *von einem Arzt indiziert* **dokumentation**
und rechtlich abgesichert sein. Dies ist die Regel in psychiatrischen
Einrichtungen, die für dieses Thema auch besonders sensibilisiert
sind. In den Bereichen der Altenhilfe oder eben Pflegeheimen
kann die Sensibilität hierfür oft noch verbessert werden. In der
Gerontopsychiatrie haben schon seit Jahren Empfehlungen wie
eine *Fixierdokumentation* (s. Kasten 10.1; Lotze/Koller 1996)
oder auch die Bereitstellung einer Sitzwache zur Unterstreichung
des quasi intensivmedizinischen Charakters einer Fixierung zu
einer Sensibilisierung für diese Maßnahme beigetragen.

Fixierdokumentation

Datum:

Patient/Patientin:

angeordnet durch:	. . . .	Name:	. . . .	Unterschrift:	. . . .

Uhrzeit der Fixierung (bitte stündlich ankreuzen)

0 – 1	1 – 2	2 – 3	3 – 4	4 – 5	5 – 6	6 – 7	7 – 8	8 – 9	9 –10	10–11	11–12
12–13	13–14	14–15	15–16	16–17	17–18	18–19	19–20	20–21	21–22	22–23	23–24

Grund der Fixierung: **Besonderheiten während der Fixierung**

Infusionstherapie		
Sturzgefahr		
Selbstgefährdung		
Fremdaggressivität		
Sonstiges (bitte benennen)		

Rechtsgrundlage:

Betreuungsbeschluss		Psych-KG		Notfall		freiwillig	

Fixiermittel: bitte ankreuzen – Mehrfachnennungen möglich

Bauchgurt etc. im Sitzen		Stuhlbrett	
Bauchgurt im Liegen		Bettgitter	
Fixierriemen nur an einem Arm		Isolierung im Zimmer	
Fixierriemen an beiden Armen			
Fixierriemen an allen vier Extremitäten		Sitzwache	

→

Ort der Fixierung:

| Einzelzimmer: | | Mehrbettzimmer: | | Aufenthaltsraum: | | vor Dienstzimmer: | |

Thromboseprophylaxe:

wenn ja, welche:	wenn nein, warum nicht:

Unterschrift des/der anordnenden Arztes/Ärztin: ....

Kasten 10.1: Fixierdokumentation, wie sie so oder in ähnlicher Form in (geronto-)psychia-trischen Einrichtungen verwendet wird (Lotze/Koller 1996).

Die Hauptgründe für eine Fixierung sind nach allen Untersuchungen die Verhinderung von Stürzen und Selbstgefährdung (Karlsson et al. 1998). Sicher sind *Stürze im Alter* generell ein gesundheitsrelevantes Risiko und gehen auch mit einer erhöhten Mortalität einher. Nicht unwesentlich beteiligt an der Erhöhung des Risikos sind die häufig verordneten *Medikamente*, insbesondere Benzodiazepine und andere Psychopharmaka (Leipzig et al. 1999). Fixierungen tragen jedoch nicht wirklich zu einer Reduktion von Stürzen bei. Im Gegenteil gehen auch einige Todesfälle in Pflegeheimen ursächlich auf eine entsprechende Maßnahme bzw. ihre unkorrekte Anwendung zurück (Palmer et al. 1999). **Fixierungsgründe**

In einer Reihe von *Interventionsstudien*, die allerdings nahezu ausschließlich im US-amerikanischen Bereich durchgeführt und publiziert wurden, konnte gezeigt werden, dass *Interventionen zur Reduktion von Fixierungen* gleichzeitig die Rate an Stürzen und zumindest schweren konsekutiven Verletzungen reduzierten (Palmer et al. 1999; Stoppe 2003b). Die Interventionen beinhalteten die Schulung des Personals und die Vermittlung von Alternativen. Eine *echte Sturzprävention* wären letztendlich alle Maßnahmen, die die Ursachen einer erhöhten Sturzgefahr beseitigen. Hierzu gehörte vor allen Dingen ein angemessener Einsatz **Vermeidung von Fixierung** von Psychopharmaka, die adäquate Behandlung medizinischer Grundkrankheiten, Bewegungstraining und der Einsatz z. B. von so genannten Trochanter-Schutzhosen. *Grundprinzip ist, die Mobilität und nicht die Immobilität zu fördern.* Voraussetzung dafür ist ein individualisiertes Risiko-Assessment.

Auf Seiten der PatientInnen spielt aber auch oft die Verhaltensstörung, also das formal unsinnige Verhalten, eine Rolle. Dies stört (leider oft rigide) Stationsabläufe und provoziert in gewisser Weise ordnende Aktionen – ein Problemkreis, über den inzwischen immer offener diskutiert wird (Kranzhoff/Hirsch 1997). Die Unkenntnis über die inneren Welten von Demenzkranken, gleichzeitiges Fehlen von Kompetenz im Umgang damit und Ohnmacht und Überforderung führen oft zu einem gefürchteten Burn-Out (Wojnar 1999). Eine Reihe von Untersuchungen belegen, dass Personen mit geringerer Kompetenz, geringem Selbstwertgefühl, Gewalterfahrung in der eigenen Familie sowie z. B. psychosozial isolierte, finanziell abhängige Pflegende besonders dazu disponiert sind, in Pflegesituationen gewaltsames Handeln einzubringen (Karlsson et al. 1998; Stoppe 2003b). Umso wichtiger ist es, neben adäquater Personalausstattung, Supervision und Qualifikation pflegenden Personen auch Techniken zur Deeskalation zu vermitteln (s. a. Abschnitt 10.6.1).

10.3.2 Die Fahrerlaubnis

Risikoabwägung

Was die Fahrtauglichkeit angeht, so variieren die Empfehlungen zwischen einer Empfehlung, das Fahren bei der Diagnose einer Demenz aufzugeben, bis zu einer liberaleren Einstellung. Vor Jahren kam eine internationale Konsensuskonferenz zu dem Schluss, dass mäßig und schwer Demente in keinem Fall mehr fahren sollten (Johansson/Lundberg 1997). Für die Entscheidung ist es sicher sinnvoll, individuell abzuwägen, was das Autofahren für die Autonomie der PatientInnen bedeutet und inwieweit ggf. adäquater Ersatz gefunden werden kann. Zudem ist bekannt, dass offensichtlich *viele DemenzpatientInnen das Ausmaß des Autofahrens von sich aus reduzieren* (Dubinsky et al. 2000). Schwierig sind Fälle, in denen *fehlende Krankheitseinsicht* hinzukommt bei einer Person, die das Autofahren als wesentlichen Ausdruck der persönlichen Integrität versteht (Cotrell/Wild 1999). Dann muss das Gefahrenpotenzial abgeschätzt werden,

d. h. es sollte immer auch nach entsprechenden Ereignissen –
auch durch den Beifahrer beobachtet – gefragt werden.

Von großer Bedeutung für die Fahrtauglichkeit scheint die **Einschätzung der**
visuokonstruktorische Kompetenz zu sein, die zumindest orien- **Fahrtauglichkeit**
tierend mit dem Uhrenzeichentest (s. Abschnitt 7.3) abgebildet
wird. Es scheint plausibel, dass die räumliche Orientierung und
Wahrnehmung für die Fahrtauglichkeit bedeutsam sind. Aus der
entsprechenden Literatur kann empfohlen werden, im Zweifelsfall eine *Probefahrt* mit einem Fahrlehrer zu arrangieren oder
z. B. entsprechend qualifizierte Ergotherapeuten zur Einschätzung
heranzuziehen (Rizzo et al. 2001). In manchen Ländern muss für
diese Einschätzung eine Fachärztin hinzugezogen werden (Rossor 2000). Dies kann hier nur empfohlen werden.

10.3.3 Die Einschätzung von Einwilligungs-, Geschäfts- und Testierfähigkeit

Zur Einwilligungs-, Geschäfts- und Testierfähigkeit gibt es in der
Medizin bis heute *keinen Konsens*, sei es in Leitlinien, sei es auf
Expertenseite. Sicher ist, dass durch die Demenzerkrankung
selbst die für eine vollumfängliche Geschäftsfähigkeit notwendige Fähigkeit zum Verstehen einer Fragestellung, Abschätzung
ihrer Bedeutung und Konsequenzen sowie die für eine entsprechende Entscheidungs- und Urteilsfähigkeit notwendigen Kompetenzen beeinträchtigt sind. Die im Rahmen der Erkrankung
zunehmend gestörte Krankheitseinsicht oder auch eine depressive Verstimmung mit entsprechender Verzerrung der Einschätzung von Handlungsoptionen und Zukunftsaussichten können
das Bild zusätzlich beeinträchtigen. So mag es je nach individuel-
ler Disposition des Patienten bei verschiedenen Fragestellungen
(Testament, einfache Entscheidungen über Anschaffungen, Einwilligung in medizinische Maßnahmen …) zu einer unterschiedlichen Einschätzung kommen.

In den *rechtlichen Grundlagen findet sich eine erhebliche Va-
riabilität z. B. über die verschiedenen europäischen Länder* hinweg. Erschwerend kommt hinzu, dass die juristische Sichtweise
oft dichotom ist, während eine medizinisch-psychologische Sichtweise eher kontinuierlichen Betrachtungsweisen folgt.

Neuropsychologisch messbare Funktionen korrelieren mit Pa-
rametern der Geschäftsfähigkeit, insbesondere *Aufmerksamkeit*

und Exekutivfunktionen (Spear Bassett 1999). Ein Übersichtsartikel zu diesem Thema kam zu dem Schluss, dass der MMSE (s. Abschnitt 7.3) einen hilfreichen Beitrag leisten kann. Dabei ist zu beachten, dass er sicher der meistuntersuchte Test in diesem Kontext ist (Kim et al. 2002). Dies heißt nicht, dass er damit auch der beste dafür ist oder dass er eine umfangreiche Einschätzung ersetzt. Danach ist bei einem Punktwert von über 23 durchaus noch von einer Geschäftsfähigkeit auszugehen. Gleichzeitig sind Punktwerte unter 16 wohl nicht mehr mit einer Geschäftsfähigkeit vereinbar. Generell sollten die Kompetenzeinschätzungen aber *unter Einbeziehung der Komplexität der anstehenden Entscheidung im Einzelfall* vorgenommen werden.

Bei (früher) Diagnose sollte mit PatientInnen und Angehörigen in jedem Fall über die Notwendigkeit von Bevollmächtigungen, Vorabverfügungen, Testamenten und/oder die Regelung einer Betreuung gesprochen werden.

10.3.4 Die Einwilligung in Maßnahmen

Viele Maßnahmen im medizinischen und sozialen Bereich erfordern die Einwilligung des Betroffenen. Nach der üblichen juristischen Begriffsbestimmung ist jemand einwilligungsfähig, der Art, Bedeutung und Tragweite einer Maßnahme zu erfassen vermag und seinen Willen danach bestimmen kann.

> Die Einwilligungsfähigkeit ist nicht gleichzusetzen mit der (bürgerlich rechtlichen) Geschäftsfähigkeit oder der (strafrechtlichen) Schuldfähigkeit.

Für die Einwilligungsfähigkeit ist nicht nur die Kognition entscheidend, sondern der gesamte psychopathologische Befund. So kann bereits eine leicht Demente aufgrund eines Wahns deutlich beeinträchtigt sein. Die Einwilligungsfähigkeit kann schwanken und hängt naturgemäß von der Komplexität der Materie ab, zu der eingewilligt werden soll.

Aufklärung als Voraussetzung

Eingewilligt werden kann aber nur auf der Basis einer Aufklärung über die medizinische Diagnostik und Behandlung. Im ärztlichen Bereich ist es wesentlich, dass grundsätzlich der behandelnde Arzt oder die Ärztin aufklären muss, der oder die einen Eingriff bei einem Patienten vornehmen will. Eine verantwortungsvolle Delegation der Aufklärung ist möglich. Aufklärungen sollten dokumentiert werden. Angesichts der heute immer häufiger verwendeten Formulare stellt sich die Frage, ob eine ältere Patientin, erst recht eine multimorbide Patientin, sie überhaupt lesen und verstehen kann und ob sie die für sie relevanten Probleme ansprechen. *Die Aufklärung ist auch aus juristischer Perspektive insbesondere dann wichtig, wenn wie bei einer Demenz ein schwerwiegender Verlauf zu befürchten ist.* PatientInnen sollen rechtzeitig Vorsorge für spätere Zeiten treffen können. Auch muss über die Möglichkeiten der Intervention und den daraus zu erwartenden Verlauf, ggf. im Vergleich verschiedener Maßnahmen, informiert werden.

Ist ein therapeutisches Vorgehen aus medizinischer Sicht dringend indiziert, die Patientin jedoch hierzu nicht motiviert, so ist die Ärztin verpflichtet, die Patientin eindringlich auf die Notwendigkeit der Behandlung hinzuweisen und alles nach der Sachlage Gebotene zu unternehmen, damit die Patientin ihre Weigerung aufgibt.

Die Kriterien für die Beurteilung der Einwilligungsfähigkeit lassen sich anhand des folgenden einfachen Fragenkatalogs abschätzen:

Beurteilungs-kriterien

- Leidet der Patient zum Zeitpunkt der Einwilligung an einer geistigen oder seelischen Erkrankung?
- Verfügt der Patient über eine Krankheitseinsicht, insbesondere zur Art und Schwere der Erkrankung?
- Kann der Patient gegebene Informationen in vollem Umfang verstehen?
- Kann der Patient die gegebene Information nutzen, um zu einer Klärung zu gelangen?
- Verhält der Patient sich so, als könne er alle Möglichkeiten nutzen?
- Ist seine Einwilligungserklärung konstant?

Liegt keine Einwilligungsfähigkeit vor, muss die Behandlung entsprechend dem *mutmaßlichen Willen* der Patientin erfolgen. Dieser sollte sorgfältig ermittelt werden. Je größer allerdings die Gefahr ist, die abgewendet werden soll, umso schneller und intensiver darf im Sinne einer *Geschäftsführung ohne Auftrag* vorgegangen werden. Ist jedoch keine Notfallversorgung erforderlich oder ist eine An- oder Weiterbehandlung ohne wesentliche

mutmaßlicher Wille

Gesundheitsbeeinträchtigungen verzichtbar, ist es z. B. nicht erlaubt, anstelle des einwilligungsunfähigen Patienten stellvertretend Angehörige entscheiden zu lassen. Hier muss dann immer über die Einberufung des Vormundschaftsgerichts oder die Bestellung einer Betreuerin eine juristisch korrekte Lösung gefunden werden (Winterstein 2003).

Sterbehilfe

Ausführungen zum besonderen Fall der Sterbehilfe können hier nicht vertieft werden. *Aktive Sterbehilfe ist in jedem Fall strafbar.* Hingegen ist eine passive Sterbehilfe nicht strafbar, wenn sie dem tatsächlichen oder mutmaßlichen Willen der Patientin entspricht. Dies bedeutet, dass bei einem kurz vor dem Tode stehenden Patienten, dessen Grundleiden mit aussichtsloser Prognose einen irreversiblen Verlauf genommen hat (was z. B. bei Demenzen in der Regel zutrifft), die der Lebensverlängerung dienende medizinische Behandlung eingestellt wird. Dies bedeutet beispielsweise, eine zusätzlich auftretende Krankheit wie z. B. Pneumonie oder Thrombose nicht zu behandeln.

Regelrecht geboten ist die Hilfe beim Sterben. Diese werden jedoch auch gerade bei Demenzkranken oft nicht ausreichend ausgenutzt (s. Abschnitt 9.1). Hierbei soll durch ärztliche und pflegerische Maßnahmen das Sterben dadurch erleichtert werden, dass Schmerzen gelindert, eine angenehme Atmosphäre geschaffen und ein möglichst großes Wohlbefinden angestrebt wird. Hierzu gehört vor allen Dingen Beistand und eine menschenwürdige Unterbringung (Bundesärztekammer 1998).

**Geschäfts-
unfähigkeit**

Nach dem bürgerlichen Gesetzbuch (§104 Nr. 2 BGB) ist eine Person *geschäftsunfähig*, die sich in einem die freie Willensbestimmung ausschließenden Zustand krankhafter Störung der Geistestätigkeit befindet, sofern nicht der Zustand seiner Natur nach ein vorübergehender ist. Dieser Definition folgend, muss sorgfältig überprüft werden, ob eine *krankhafte Störung der Geistestätigkeit* vorliegt. Des Weiteren muss geprüft werden, ob dieser Zustand *dauerhaft* ist oder gar vorübergehend. Im Kontext der Demenz ist es hier besonders wichtig, Zustände abzuklären, die infolge einer Intoxikation, einer Fehlernährung oder im Rahmen eines Delirs entstehen. Auch muss ausgeschlossen werden, ob ggf. *lichte Momente* bestanden haben.

Die freie Willensbildung einzuschätzen, kann in der Tat schwierig sein. Eine so genannte Willensschwäche oder leichte Beeinflussbarkeit werden gern als Beeinträchtigung der freien Willensbildung angesehen. *Es gibt keine relative Geschäftsunfä-*

higkeit, d. h. also keine Geschäftsfähigkeit, die sich je nach Komplexität des Geschäftes unterscheidet. Hingegen wird jedoch eine partielle Geschäftsfähigkeit, z. B. beschränkt auf einen abgegrenzten Bereich von Geschäften, vom Gesetzgeber vorgesehen. Die *Beweislast* für eine Geschäftsunfähigkeit trägt stets die Person, die aus einer Geschäftsunfähigkeit Ansprüche herleitet und sich daher auf sie beruft. Dies gilt z. B. auch für Personen, die die Ungültigkeit eines Testamentes geltend machen.

Rein juristisch ist auch ein Behandlungsvertrag mit einem Arzt ein Vertrag, der einen geschäftsfähigen Partner benötigt. Letztendlich kann also eine geschäftsunfähige Demenzkranke nicht wirksam einen Arztvertrag abschließen. Ausnahmen gelten hier nur bei wirksamer Einwilligung durch den Patienten bzw. bei einer gerechtfertigten Geschäftsführung ohne Auftrag. **Behandlungsvertrag**

Sonderformen der Geschäftsfähigkeit sind die *Testierfähigkeit* und die *Ehefähigkeit*. In beiden Fällen gibt es weder eine relative noch eine partielle Testier- oder Ehefähigkeit. Um im Nachhinein Anfechtungen eines Testamentes zu vermeiden, sollte gerade bei einem Demenzkranken ein Testament notariell beurkundet werden und auch die zu diesem Zeitpunkt bestehende Willensbildung dokumentiert sein. Neben den kognitiven Fähigkeiten sollen hierzu auch psychopathologische Symptome wie z. B. Wahn und Depression in das Urteil mit einbezogen werden, die die Testierfähigkeit beeinflussen können. **notarielle Beurkundung**

10.3.5 Patientenverfügung und Vorsorgevollmacht

Als Patientenverfügung oder Patiententestament werden Erklärungen bezeichnet, in denen eine Person Bestimmungen für den Fall trifft, dass ärztliche Behandlungen erforderlich sind, sie aber nicht mehr eigenverantwortlich Entscheidungen treffen kann, z. B. wegen Bewusstlosigkeit oder völligen Verfalls der geistigen Leistungsfähigkeit infolge einer Demenz. Es gibt eine Reihe von *Patientenverfügungsformularen*. Diese ersetzen jedoch nicht das ernsthafte Gespräch mit einer Beratungsperson, das sorgfältig dokumentiert wird und individuell angepasst werden kann. Andererseits können entsprechende Formblätter auch einen Orientierungsrahmen für ein solches Gespräch geben.

Unabhängig vom geäußerten Patientenwillen muss im Falle eines dringend notwendigen medizinischen Eingriffs immer noch **aktuelle Überprüfung** einmal überprüft werden, ob die Erklärung noch dem aktuellen Willen der Patientin entspricht. *Problematisch ist dies dann, wenn in der Patientenverfügung ein Zustand vorausgesetzt wird, der jetzt im eigentlichen Sinne gar nicht vorliegt.* Häufig werden z. b. nur intensivmedizinische Behandlungssituationen beschrieben, die dann die Situation eines schwer Dementen in einem Pflegeheim nicht widerspiegeln. Nur wenn in einer Patientenverfügung auch für solche Fälle Entscheidungen enthalten sind, können sie zum Feststellen des mutmaßlichen Patientenwillens ausreichend sicher herangezogen werden.

Patientenverfügungen haben heutzutage eine immer größere Relevanz. So ist z. B. die ärztliche Handlung entgegen einer bekannten Patientenverfügung eine *Geschäftsführung ohne Auftrag*, die auch strafrechtliche Folgen haben kann. Gegenwärtig sind in der deutschen Rechtslage Angehörige oder Personen des Vertrauens nur Überbringer bzw. Transporteure des mutmaßlichen Willens der Betroffenen.

Vorsorgevollmacht

Vorsorgevollmachten oder auch *Altersvorsorgevollmachten* sind ebenfalls im Gesetz nicht definierte Erklärungen. Auch sie gelten für eine mögliche zukünftige Situation ähnlich einer Patientenverfügung. Hier wird jedoch ein Angehöriger oder eine andere Vertrauensperson mit weitreichenden Vollmachten für den Fall der eigenen Einwilligungsunfähigkeit ausgestattet. Vollmachten sind auch bei freiheitsentziehender Unterbringung und bei schwerwiegenden Heilbehandlungen zulässig. *Die Vollmacht muss immer schriftlich abgefasst und unterschrieben sein.* Die Situationen, in denen sie wirksam sein sollen, müssen hinreichend konkret beschrieben sein. *Es empfiehlt sich daher in aller Regel eine notarielle Beurkundung, schon allein um Zweifel an der Geschäftsfähigkeit des Vollmachtgebers auszuschließen.* Im Bereich medizinischer Behandlungen kann es sinnvoll sein, eine entsprechende Erklärung zusammen mit der behandelnden Ärztin aufzusetzen (Winterstein 2003).

10.3.6 Das Betreuungsrecht

Flexibilität

Mit dem Betreuungsrecht ist eine Möglichkeit geschaffen worden, die Selbstbestimmung der Betroffenen möglichst weitgehend zu beachten und Betreuer flexibel für die Aufgaben zu bestellen, in denen der oder die Betroffene Hilfe durch einen gesetzlichen

Vertreter benötigt. Entsprechend hat die Bestellung einer Betreuerin keinen Einfluss auf die Geschäftsfähigkeit (inklusive Ehe oder Testierfähigkeit). Das Recht sieht auch die Möglichkeit eines *Einwilligungsvorbehaltes* vor, d. h. dass z. B. nur Geschäfte mit einem bestimmten Finanzvolumen die Einwilligung eines Betreuers bedürfen. Dies geschieht zum Schutz des Betreuten.

Im Rahmen des Betreuungsrechtes werden die Demenzen entweder als psychische Erkrankung oder als seelische Behinderung definiert (§1896 BGB). Die Betreuerin hat den gesetzlichen Auftrag, in ihrem Aufgabenkreis dazu beizutragen, dass die Krankheit bzw. Behinderung des Betreuten beseitigt, gelindert oder die Folgen gemindert werden (§1901 Abs. 4 BGB). Betreuer werden auf Antrag und nach einem Sachverständigengutachten durch das Vormundschaftsgericht bestimmt. Der Gesetzgeber hat jedoch nicht die Qualifikation des Gutachters bestimmt. Auf Antrag sind Eilentscheidungen möglich, wenn Gefahr im Verzug ist (§69f des Gesetzes über die freiwillige Gerichtsbarkeit FGG). *Auch ÄrztInnen dürfen ein Betreuungsverfahren anregen*, wobei hierbei die Beachtung der Schweigepflicht abgewogen werden muss gegen das Risiko, das durch die Betreuung abgewendet werden soll. Ist der zu erwartende Schaden größer als der Nachteil, der den PatientInnen durch Offenlegung geschützter medizinischer Daten droht, so ist die entsprechende Weitergabe von Daten durch die Ärztin an das Gericht erlaubt.

BetreuerInnen kommen subsidiär gegenüber anderen Hilfen zum Einsatz, d. h. wenn familiäre oder soziale Dienste die Aufgaben nicht abdecken können. Für den Alltag relevant ist, dass die Betreuer gravierende Eingriffe (z. B. die Auflösung der Wohnung, Fixierung, erhebliche medizinische Eingriffe) nicht allein entscheiden dürfen. Diese müssen stets auch gerichtlich genehmigt werden. Im Falle eines medizinischen Eingriffs muss der betreffende Arzt auch dafür sorgen, dass die Betreuerin sich um diese gerichtliche Klärung bemüht. Keine Genehmigungserfordernis ist allerdings gegeben, wenn der Betroffene zusätzlich wirksam einwilligt bzw. keine andere Meinung erkenntlich ist und z. B. im Falle einer Fixierung zu einer willkürlichen Fortbewegung gar nicht mehr fähig ist (Winterstein 2003).

10.3.7 Die Unterbringung nach den Landesgesetzen für psychisch kranke Menschen

Eine Unterbringung nach dem jeweiligen Landesrecht für psychisch kranke Menschen kann auch für Demenzkranke gelten. Entscheidend ist hierbei, dass aufgrund bestimmter Symptome bei der Demenz eine (un)mittelbare Gefahr für die Patientin selbst bzw. Dritte besteht. Dies kann z. B. der Fall sein, wenn ein Demenzkranker in einer Verkennung seinen Angehörigen schlägt oder mit einem Messer bedroht. Das gerichtliche Verfahren ist nicht nach Landesrecht, sondern bundeseinheitlich geregelt. Danach hat das Gericht immer eine persönliche Anhörung des Betroffenen durchzuführen und in der Regel das Gutachten einer Fachärztin für Psychiatrie, zumindest aber mit Erfahrung auf diesem Gebiet, einzuholen.

10.4 Die Pflegeversicherung

strukturelle Benachteiligung

Die Einrichtung der Pflegeversicherung in den 90er Jahren trug der demographischen Entwicklung mit immer mehr älteren Personen Rechnung. Im Nachhinein ist *die Teilung von Kranken- und Pflegeversicherung*, die durch das Gesetz festgelegt wurde, in vielerlei Hinsicht gerade für die Demenzkranken kritisch anzusehen. Leistungen, die der Pflegeversicherung zugute kommen, werden in der Regel durch die Krankenversicherung erbracht. Auch ist es lange Zeit so gewesen, dass sowohl in der Beurteilung der Pflegebedürftigkeit als auch der Rehabilitationsfähigkeit Demenzkranke – wie andere psychisch Kranke – somatisch Kranken nicht gleichgestellt wurden. Zudem wurden in den Richtlinien neuer Regelungen, wie z. B. die im Jahr 2000 neu in das SGB V aufgenommene Soziotherapie, Demenzkranke nicht berücksichtigt.

PfLEG

Im Jahr 2001 wurde das Pflegegesetz ergänzt um das *Pflegequalitätssicherungsgesetz* und das *Pflegeleistungsergänzungsgesetz (PfLEG)*. Besonders mit dem Letzteren sollte die häusliche Pflege Demenzkranker verbessert werden. Durch eine zusätzliche Bewilligung von 460 Euro jährlich für qualitätsgesicherte Betreuungsleistungen sollte insbesondere der Auf- und Ausbau niedrigschwelliger Betreuungsangebote für demenzkranke Pflegebedürftige durch ehrenamtliche Helfer gefördert werden (s. Abschnitt 10.2.2). Die Grundprinzipien der Pflegeversicherung sind:

▪ Prävention und Rehabilitation vor Pflege
▪ Ambulant vor stationär

Nach §14 SGB XI erhält Leistung aus der Pflegeversicherung nur **Pflegebedürftigkeit**
eine Person, die einen Antrag gestellt hat und pflegebedürftig ist.
Pflegebedürftig sind Personen, die wegen einer körperlichen,
geistigen oder seelischen Krankheit oder Behinderung für die
gewöhnlichen und regelmäßig wiederkehrenden Verrichtungen
im Ablauf des täglichen Lebens auf Dauer, voraussichtlich aber
für mindestens sechs Monate, in erheblichem oder höherem
Maße der Hilfe bedürfen. *Als Krankheiten bzw. Behinderungen
gelten dabei:*

▪ Verluste, Lähmungen oder Funktionsstörungen am Stütz- und
  Bewegungsapparat
▪ Funktionsstörungen der inneren Organe oder der Sinnesor-
  gane
▪ Störungen des ZNS, wie Antriebs-, Gedächtnis- oder Orientie-
  rungsstörungen
▪ Endogene Psychosen, Neurosen
▪ Geistige Behinderungen

Die Leistungen der Pflegeversicherung werden stets (auch retro- **Leistungen**
grad) erst ab dem Datum der Antragsstellung bezahlt, sodass es
empfehlenswert ist, einen *Antrag eher früher als später* zu stellen.
Zusätzlich sind für alle Pflegebedürftigen gleichermaßen die *verschiedenen Formen der Hilfeleistungen* definiert. Diese gehören
zu einem oder mehreren der folgenden Bereiche:

▪ *Körperpflege:* Waschen, Baden, Duschen, Zahnpflege, Käm-
  men, Rasieren, Darm- und Blasenentleerung.
▪ *Ernährung:* Mundgerechtes Zubereiten oder Aufnahme der
  Nahrung.
▪ *Mobilität:* Selbständiges Aufstehen und Zubettgehen, An- und
  Auskleiden, Gehen, Stehen, Treppensteigen, Verlassen und
  Wiederaufsuchen der Wohnung.
▪ *Hauswirtschaftliche Versorgung:* Einkaufen, Kochen, Reinigen
  der Wohnung, Spülen, Wechseln und Waschen der Wäsche und
  Kleidung, Beheizen der Wohnung.

Problem: Anleitung und Aufsicht

Wie unschwer zu erkennen, wird ein Teil der geleisteten Hilfen für Demenzkranke durch diese Definition nicht erfasst. So wird insbesondere der erhöhte Aufwand durch die Gestaltung der Beziehung, die regelmäßigen Orientierungshilfen und die Anleitung im Umgang mit Realitäten nicht erfasst. Die verstärkte Fokussierung auf somatische Erkrankungen zeigt sich auch in den Statistiken des medizinischen Dienstes. Danach wird bei der Anzahl an pflegebegründenden Hauptdiagnosen die Demenz bisher wahrscheinlich zu wenig berücksichtigt. Oft ist es so, dass eine somatische Erkrankung erst dann zu einer pflegebedürftigen Erkrankung nach der Pflegeversicherung wird, wenn aufgrund einer Demenz die eigenständige Pflege nicht mehr gewährleistet werden kann. *Hierbei wird dann wahrscheinlich die Demenz oft nicht ihrer Bedeutung entsprechend kodiert.* Laut Rechenschaftsbericht 2003 des Verbandes der privaten Krankenversicherung e. V. begründen Demenzen in der privaten Pflegepflichtversicherung den Pflegebedarf in Pflegestufe I bei 17 %, in Stufe II bei 23 %, in Stufe III und bei den Härtefällen jeweils bei 36 %. Bei den gesetzlichen Krankenkassen werden Demenzen als pflegebegründende Erstdiagnosen mit 14,4 % (Pflegestufe I), 16,9 % (II) und 13,2 % (III) genannt (Daten aus dem Jahr 2004).

Drei-Stufen-Leistung

Die Leistungen aus der Pflegeversicherung erfolgen nach *drei Stufen mit unterschiedlichen Sätzen bei stationärer und ambulanter Pflege.* Zusätzlich können aus der Pflegeversicherung ergänzend *Pflegehilfsmittel* und *technische Hilfen* im Haushalt erstattet werden, soweit sie nicht durch andere Versicherungen, z. B. die Krankenversicherung, bereits finanziert werden. Auch kann aus der Pflegeversicherung Kurzzeitpflege in einem Heim von maximal vier Wochen (mit einem Maximalbetrag) ermöglicht werden. Nebenbei sieht der Gesetzgeber auch vor, dass die Pflegekassen kostenlos Kurse zur Erleichterung der häuslichen Pflege anbieten sollen.

MDK

Die Feststellung der Pflegebedürftigkeit erfolgt durch den medizinischen Dienst der Krankenkassen (MDK), der wiederum sein Begutachtungsergebnis und Empfehlungen zur Rehabilitation sowie Art und Umfang von Pflegeleistungen und einen individuellen Pflegeplan an die Pflegekasse zu übermitteln hat. Bei der Beantragung von Pflegegeld muss zusätzlich zu der Frage Stellung genommen werden, ob die häusliche Pflege in geeigneter Weise sichergestellt ist.

Die Untersuchung durch den MDK hat in der Wohnung des **häusliche Begutachtung** Betroffenen zu erfolgen, es sei denn, dass ausnahmsweise, aufgrund eindeutiger Aktenlage, hierauf verzichtet werden kann. Wird die Untersuchung in der Wohnung vom Versicherten verweigert, kann dies auch zu einer Leistungsverweigerung seitens der Pflegekassen führen. *Gerade die häusliche Begutachtung ist für viele Demenzkranke und ihre Angehörigen eine Belastung.* Demenzkranke neigen dazu, tatsächliche Leistungseinbußen nicht einzugestehen und sich um eine intakte Fassade zu bemühen. Dies kann dazu führen, dass die Kranken selber ihre Beeinträchtigungen bagatellisieren und sogar aggressiv reagieren, wenn ihre Angehörigen vor anderen die Situation als belastender schildern. Die GutachterInnen sind in diesem Fall auch gehalten, den Besuch entsprechend gut vorzubereiten, weiterführende Auskünfte im Rahmen der Vorbereitung der Begutachtung, z. B. durch die ambulanten Pflegedienste, Hausärzte oder sozialpsychiatrischen Dienst einzuholen. Im Zweifelsfall kann auch eine getrennte Befragung von betreuender Person und Krankem sinnvoll sein (Winterstein 2003; Brucker 2002).

10.5   Ambulante ärztliche Versorgung

Die ambulante Versorgung von Demenzkranken beinhaltet im ärztlichen Bereich die *haus- und fachärztliche Versorgung.* Zusätzlich kann die Versorgung über Sozialstationen, Beratungsstellen und andere Einrichtungen der Altenhilfe hinzugerechnet werden. Als Spezialeinrichtungen haben sich für den Bereich der Demenzen in den letzten 20 Jahren die *Gedächtnissprechstunden/Memory-Kliniken* etabliert. Auch *gerontopsychiatrische Zentren*, die strukturell einen stationären Bereich, eine Tagesklinik und eine ambulante Beratung vorsehen und in der Regel zur Trägerschaft einer psychiatrischen Klinik gehören, kümmern sich um diese PatientInnen. Für die Bedeutung und Wirksamkeit einer Versorgungseinrichtung spielen eine Reihe von Faktoren eine besondere Rolle.

Es ist nahe liegend, dass eine Einrichtungsform, die zwar sinn- **Kapazität** voll, jedoch in viel zu geringer Zahl vorhanden ist, nicht relevant in der Versorgung werden kann. So gibt es bis heute nur eine geringe Anzahl gerontopsychiatrischer Zentren, wahrscheinlich auch noch keine ausreichende Anzahl an Gedächtnissprechstunden und letztendlich zu wenig FachärztInnen, um sich umfassend in die Demenzversorgung einzubringen. Eine Rolle spielt aber auch, ob ländliche oder städtische Regionen zu versorgen sind. So stößt möglicherweise eine ausschließlich ambulante Demenzabklärung an ihre Grenzen, wenn sie mit weiten Anreisen zu den Kompetenzstellen verbunden ist.

Akzeptanz

Auch heute gibt es gerade in der älteren Generation noch *Schwellenängste*, zu einem Facharzt für Neurologie und/oder Psychiatrie zu gehen. Dies beruht nicht nur auf historischer Erfahrung, sondern auch auf der Befürchtung, die Autonomie zu verlieren. Selbst in einer fachärztlich relativ gut versorgten Stadt wie Berlin besuchten nur 4 % der über 70-Jährigen überhaupt eine Fachärztin für Nervenheilkunde, während 85 % die Hausärztin aufsuchten, im Mittel sogar mehrmals im Quartal (Mayer/Baltes 1996). Das Bild einer *relativ geringen Einbeziehung fachärztlicher Kompetenz* zeigte sich auch 1995 in einer repräsentativen Untersuchung der über 65-Jährigen in der Stadt Mannheim. Damals wurden 28 % der Menschen in dieser Altersgruppe überhaupt jemals wegen einer Demenz oder einem Verdacht auf Demenz untersucht, davon immerhin 13,8 % ambulant (Bickel 1995). *Akzeptanz* kann man aber auch auf Seiten der Therapeuten sehen. So sind nicht wenige FachärztInnen nicht interessiert an der Versorgung Demenzkranker oder speziell psychisch kranker alter Menschen.

Kompetenz

Bis heute sind altersmedizinische Inhalte im Medizinstudium noch – gewichtet an der späteren Relevanz der Tätigkeit – unterrepräsentiert. Auch in der Weiterbildung zum Arzt für Allgemeinmedizin oder Facharzt für Neurologie und/oder Psychiatrie wurde erst vor kurzem über entsprechende Weiterbildungsinhalte entschieden bzw. beraten. Bei den heute niedergelassenen Ärzten und Ärztinnen liegt somit keine systematische Aus- und Weiterbildung im Bereich Demenz bzw. Gerontopsychiatrie vor. Leider ist es auch so, dass die bisherige Diskussion in der verfassten Ärzteschaft noch nicht dazu geführt hat, dass für die PatientInnen und ihre Angehörigen (am Praxisschild) zu erkennen ist, welcher Arzt bzw. Ärztin eine besondere Kompetenz oder ein Interesse für Demenzkranke mitbringt, was diese aber wünschen (v. Lützau-Hohlbein 2004).

Kosten

Kosten und Abrechnungsmöglichkeiten spielen eine nicht unerhebliche Rolle. Dabei besteht letztendlich Einigkeit, dass eine dem Stand der medizinischen Erkenntnis und dem wissenschaftlichen Fortschritt entsprechende wirksame Behandlung auch für jeden Demenzkranken zur Verfügung stehen sollte. Andererseits stoßen hier gerade niedergelassene Kollegen an Abrechnungsgrenzen. Quartalsbudgets von unter 100 Euro pro älterer Patientin sind allein mit den Medikamentenkosten für eine Antidementivabehandlung nicht vereinbar (Horn 2002). Umgekehrt wird immer noch zu wenig berücksichtigt, dass sich die Krankenversicherung letztendlich kaum an den Ausgaben für die Demenzkranken beteiligt. Hier tragen die Familien und die Pflegeversicherung die Hauptlast, zunehmend mit zunehmender Demenzschwere (Hallauer et al. 2000; s. Abschnitt 10.2.1).

Unbestritten ist, dass die derzeitige ambulante Versorgung noch erhebliche Mängel aufweist. Dies zeigt sich auch exemplarisch daran, dass wir z. B. in Untersuchungen in der Region Göttingen sowohl 1991 als auch sieben Jahre später zeigen konnten, dass mehr als zwei Drittel der stationär in die Psychiatrie aufgenommenen PatientInnen damit ihren ersten demenzfachärztlichen Kontakt überhaupt hatten (Stoppe et al. 1999b; 2005). Auch Konsiliaruntersuchungen konnten zeigen, dass für viele PatientInnen die Konsiliaruntersuchung im Sinne einer Gelegenheitsuntersuchung überhaupt erst den Kontakt zu kompetenten ÄrztInnen ermöglichte (Stoppe/Staedt 2004).

10.5.1 Hausärztinnen und Hausärzte

Die HausärztInnen haben sicherlich sowohl *die höchste Akzeptanz als auch die größte Kapazität*, um sich einer Volkskrankheit wie der Demenz anzunehmen. Was die Frühdiagnose angeht, so stößt diese in der hausärztlichen Praxis auf gewisse Schwierigkeiten. HausärztInnen erleben ihre PatientInnen häufig über Jahre und behandeln sie aus ganz anderen Gründen. Bei ihnen ist es oft so, dass sie auf eine beginnende Demenz erst aufmerksam werden und dann aufmerksam machen müssen. Dagegen kommen z. B. PatientInnen nur dann in eine Gedächtnissprechstunde bzw. werden zugewiesen, wenn die Möglichkeit einer entsprechenden Störung bereits zum Thema gemacht wurde.

Zu Recht kann man deshalb sagen, dass es sich bei der Demenz in der hausärztlichen Praxis um eine Such- und nicht um eine Bringdiagnose handelt. Umso wichtiger ist es, dass HausärztInnen auf die frühen Zeichen einer beginnenden Demenz sensibel

Schlüsselposition

Suchdiagnose

reagieren. HausärztInnen haben die Aufgabe, die ambulante Versorgung für diese PatientInnen (und ggf. deren Angehörigen) zu organisieren. Dies bedeutet, dass sie Kompetenzen im Bereich der Altenhilfe und insbesondere der lokal zur Verfügung stehenden Hilfsmöglichkeiten haben sollten. Nicht unwesentlich ist die *Beratungsfunktion* z. B. für die Pflegeversicherung und das Pflegeleistungsergänzungsgesetz. Auch sollten HausärztInnen über eine rechtzeitige Regelung rechtlicher Belange (s. Abschnitt 10.3) mit den PatientInnen und den Angehörigen sprechen. HausärztInnen haben oft den Überblick über alle Krankheitsdaten der PatientInnen und können deshalb für die Aufrechterhaltung der körperlichen Gesundheit dieser PatientInnen sorgen. In Anbetracht der Vielfalt an Leistungen können durchaus Aufgaben an nichtärztliche MitarbeiterInnen delegiert werden. Dies gilt z. B. für Screeninguntersuchungen (s. Abschnitt 7.4 Stoppe 2003a).

aktiver Zugang Der geforderte aktive Zugang für Demenzkranke (Löppönen et al. 2003) bedeutet, dass im Fall einer Bestätigung einer Demenzdiagnose auch über diese Erkrankung gesprochen werden muss. Dies stößt auf gewisse Schwierigkeiten (s. Abschnitt 8.2). Aktuelle Untersuchungen zeigen auf, dass mehr noch als die Diagnose und Aufklärungsrate die Rate an Therapien und Management viel zu gering sind (Iliffe et al. 2003). Die Aufgaben eines Hausarztes und die dafür notwendigen Kenntnisse sind im Kasten 10.2 zusammengestellt.

Aufgaben	Kenntnisse / Fertigkeiten
Aufmerksamkeit für frühe Zeichen einer Demenz.	Epidemiologie, Frühzeichen, Bedeutung der Angehörigeninformation.
(Reguläres) Screening und weitere Diagnose.	Screeningverfahren, reversible Ursachen von kognitiven Störungen (z. B. Depression, Medikamente, Schilddrüsendysfunktion).
Aufklärung über die Diagnose.	Vorgehen, Vermittlung von Hoffnung und Hilfe.

→

Aufgaben	Kenntnisse / Fertigkeiten
Beginn einer Behandlung und Beratung.	Medikamente (Auswahl, Nebenwirkungen, Dosierung). Bedeutung von Tagesstruktur, Lichtexposition, Ernährung etc.
Organisation von Unterstützung für Patienten und Angehörige.	Informationen über Personen und Institutionen, die diese Aufgaben in der Region übernehmen (können).
Überprüfung der Angehörigengesundheit.	Kenntnis der Angehörigenbelastung.
Überprüfung der somatischen Gesundheit der PatientInnen	Kenntnis und Aufmerksamkeit für veränderte bzw. fehlende Klagen bei somatischen Störungen, z. B. Schmerzen.
Rechtliche Beratung.	Kenntnisse über rechtliche Maßnahmen bzw. Bedingungen.

Kasten 10.2: Aufgaben von HausärztInnen und dafür notwendige Kenntnisse.

10.5.2 Fachärztinnen und Fachärzte

Wie schon ausgeführt, spielt bei der fachärztlichen Versorgung zum einen die Kapazität, zum anderen die Kompetenz eine große Rolle. Derzeit sind in Deutschland etwa 5.000 bis 6.000 Fachärzte und -ärztinnen in freier Praxis tätig. Hierbei sind FachärztInnen für Neurologie, Psychiatrie, Nervenheilkunde und Psychiatrie und Psychotherapie bereits zusammengerechnet. Nicht wenige von ihnen arbeiten ausschließlich psychotherapeutisch oder aber in einem anderen Spezialbereich. Auch ist die fachärztliche Versorgung in urbanen Regionen deutlich besser als auf dem Land. Hausbesuche bei Kranken sind unüblich. Heute noch klagen viele Demenzkranke bzw. ihre Angehörigen über lange Anmeldezeiten bei FachärztInnen. Rechnet man diese Anzahl von Ärzt-Innen auf die Anzahl der Demenzkranken in Deutschland um, müsste jeder von ihnen im Schnitt 200 PatientInnen betreuen. Dies erscheint derzeit bereits aus Kapazitätsgründen unrealistisch (Stoppe 2002b).

begrenzte Ressourcen

Im Weiteren muss die Kompetenz berücksichtigt werden. Viele FachärztInnen haben keine spezielle Weiterbildung im Bereich Altersmedizin bzw. Gerontopsychiatrie. Gerade Demenzen gehören letztendlich sowohl in die Neurologie als auch in die Psychiatrie. Umso schwieriger ist es deshalb, wenn ein Facharzt für Psychiatrie eine neurologische Untersuchung nicht abrechnen kann oder ein Facharzt für Neurologie keine psychiatrischen Tests oder Beratungsziffern berechnen kann (Horn 2002). *Es bietet sich deshalb an, dass die derzeit nur begrenzten fachärztlichen Ressourcen in einer sachgerechten Weise genutzt werden.*

Schnittstellen-algorithmus

Aus diesem Grund hat die Deutsche Gesellschaft für Gerontopsychiatrie und -psychotherapie e. V., der Berufsverband Deutscher Allgemeinärzte, der Berufsverband Deutscher Psychiater sowie der Berufsverband Deutscher Nervenärzte ein Konsenspapier erarbeitet, in dem ein *Schnittstellenalgorithmus* für die Versorgung definiert ist. Dieser Algorithmus wurde vor kurzem veröffentlicht (Abb. 10.1, Stoppe et al. 2004). *Ausgangssituation ist der Verdacht auf Demenz.* Das anschließende Vorgehen orientiert sich letztendlich an dem, was auch der gemeinsame Nenner aller internationalen Leitlinien ist (Müller et al. 2003). Entscheidend muss sein, wenigstens die häufigen und anders bzw. gut behandelbaren Störungen früh zu identifizieren und zu behandeln (Stoppe/Staedt 2002). Eine umfassende Diagnostik, die auch in jedem einzelnen Verdachtsfall seltene Ursachen von Demenzen mit einbezieht, wurde in dieser ersten Konsensstufe für nicht sinnvoll erachtet, weil sie derzeit sicher an begrenzten Ressourcen scheitert. Von einer gut operationalisierten Überweisung zur Fachärztin werden aber deutliche Verbesserungen erwartet.

Aufgaben der FachärztInnen

Weitere Maßnahmen können im Sinne einer Kombination hausärztlichen Case-Managements und sozialpsychiatrischer Kompetenz optimiert werden. So sind die Vermittlung sozialer Hilfen und das Angebot von Angehörigengruppen ein Gebiet, das von beiden Kompetenzen profitiert und je nach Region von (einem von) beiden initiiert werden sollte. Danach haben FachärztInnen in der Versorgung folgende Aufgaben:

- Psychiatrische Anamnese und Untersuchung
- Ausführlicher Neurostatus
- Ausführliche neuropsychologische Untersuchung
- Indikationsstellung für:
  - EEG
  - Dopplersonographie
  - Liquoruntersuchung, ggf. -druckmessung
  - CT/MRT und funktionelle bildgebende Verfahren
  - Genetische Analysen (ApoE-4, Chorea-Huntington-Gen u. a.)
  - Laboruntersuchungen: Folsäure, Lues- und HIV-Serologie, Immunparameter, Arzneimittelspiegel, Kupferstoffwechsel u. a.
- Bei Bedarf:
  - Konsiliarische Weiterbetreuung
  - Verlaufsuntersuchung
  - Aufstellen eines Therapieplanes

10.5.3 Memory-Kliniken/Gedächtnissprechstunden

Diese Einrichtungen gehen auf eine Forderung der Weltgesundheitsorganisation Anfang der 80er Jahre zurück, Institutionen für die Frühdiagnose psychischer Störungen im Alter und deren ambulante Frühbehandlung zu schaffen. 1983 wurde die erste Memory Clinic in London von Exton-Smith gegründet. Zwei Jahre später folgte zum einen die Gründung der Alzheimer-Sprechstunde an der Technischen Universität München als auch die Gründung der Memory-Klinik an der Universität Basel. Die Anzahl der Einrichtungen ist seither kontinuierlich gestiegen auf derzeit etwa 100 Einrichtungen in Deutschland, 16 in der Schweiz. Die entsprechenden Einrichtungen und ihre Adressen können im Internet aufgerufen werden (www.alzheimerforum.de). **Entwicklung**

Im Unterschied zur fachärztlichen Praxis ist ein wesentliches Kennzeichen einer Gedächtnissprechstunde die *Interdisziplinarität*, wobei in der Regel ÄrztInnen, PsychologInnen und SozialarbeiterInnen eng zusammenarbeiten. Gedächtnissprechstunden arbeiten in der Regel ambulant und *subsidiär* zur übrigen ambulanten Versorgung. Häufig sind sie an Universitätskliniken angegliedert, weshalb sie *Forschung* nicht nur initiieren, sondern auch koordinieren. Gedächtnissprechstunden fühlen sich der *Früh-* **Kennzeichen der Gedächtnissprechstunden**

Abb. 10.1:
Algorithmus für
die ambulante
haus- und
fachärztliche
Versorgung von
Personen mit
Demenzverdacht
(Stoppe et al. 2004).

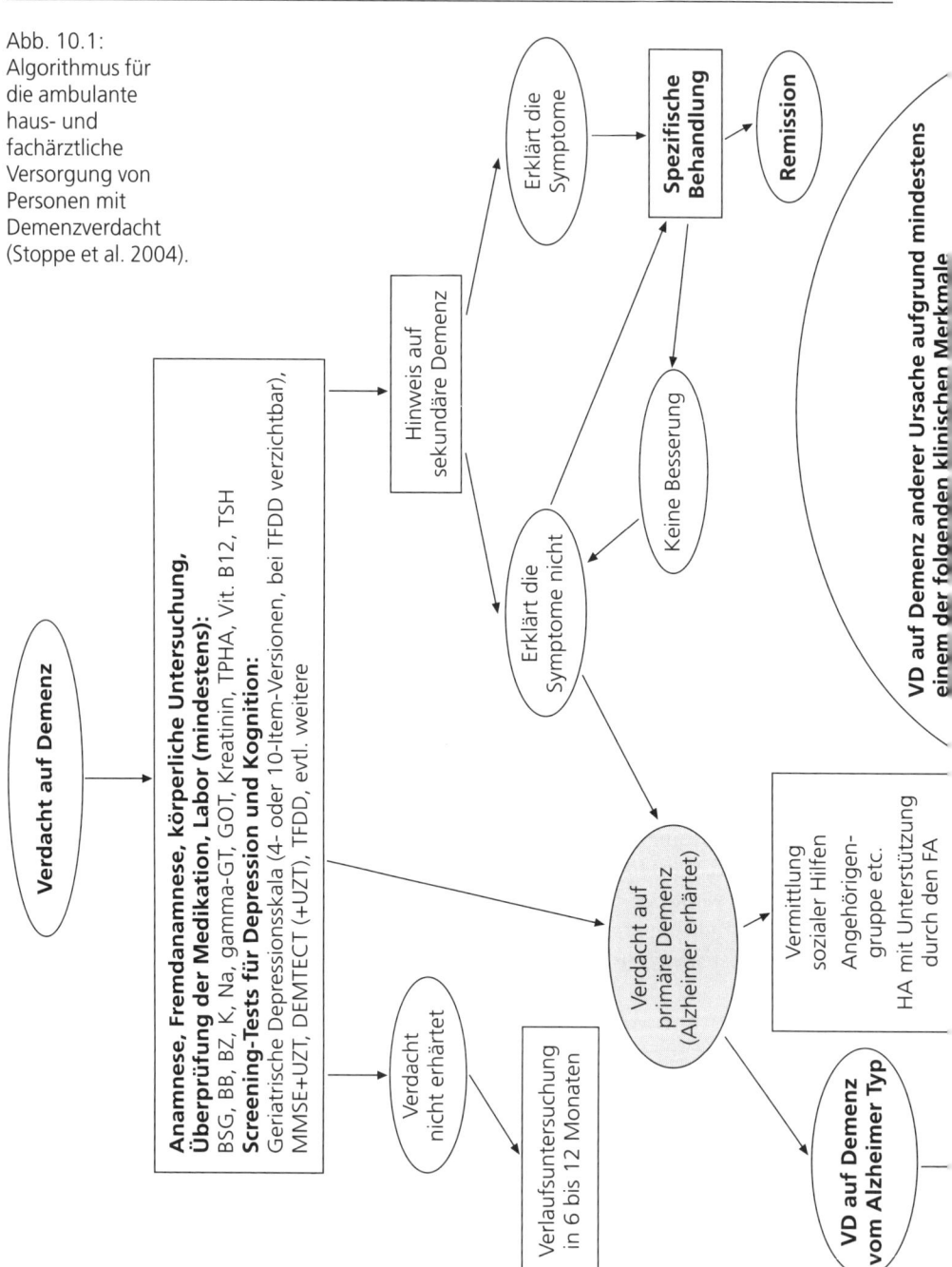

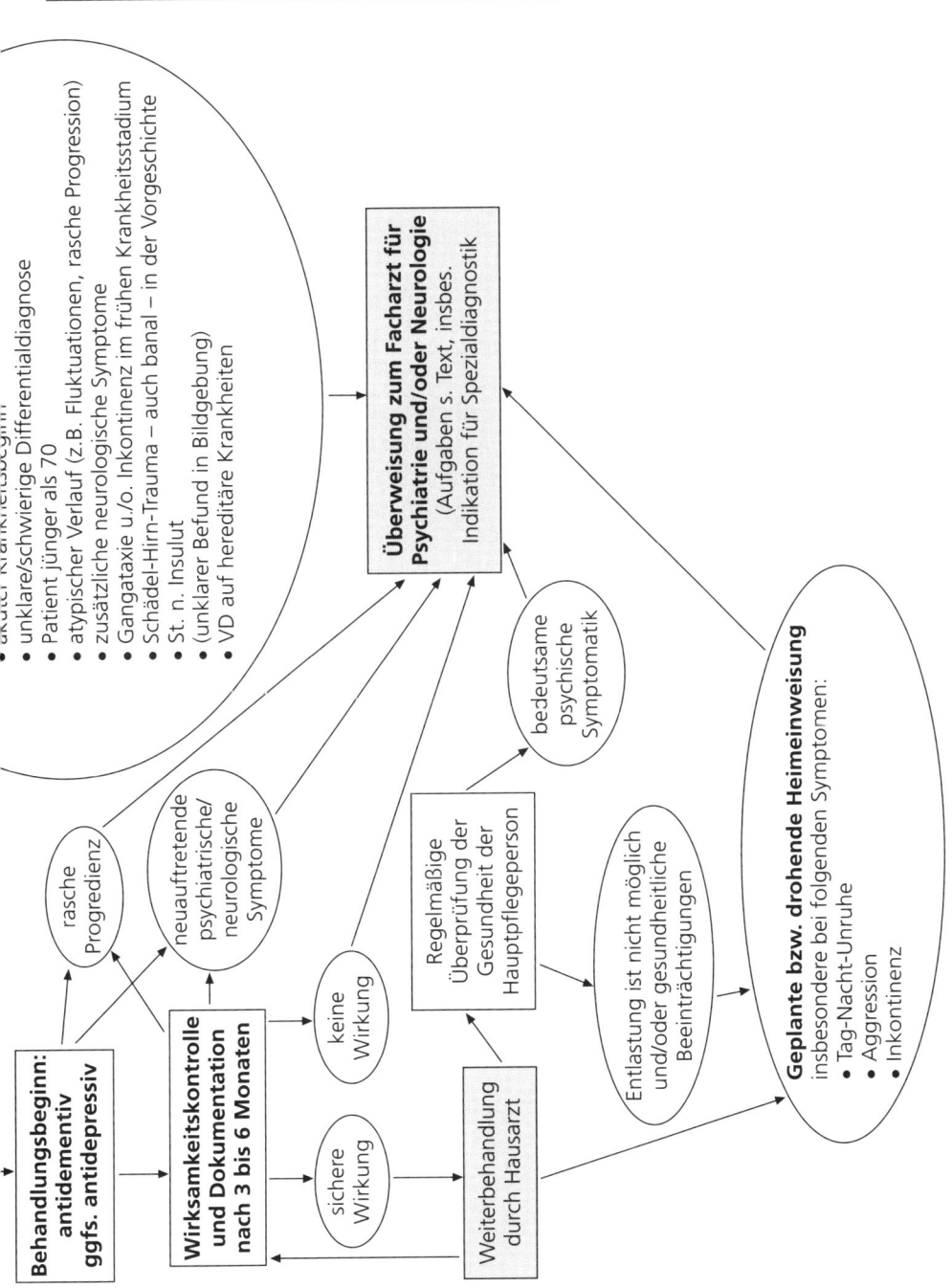

diagnose verpflichtet und wollen dadurch das akute Krisenmanagement, das gegenwärtig immer noch üblich ist, verhindern. Eine wesentliche Rolle spielt die *Angehörigenberatung* und die Förderung der Selbsthilfe. In der Regel wird deshalb besonders intensiv mit den lokalen Alzheimer-Gesellschaften zusammengearbeitet (Stoppe 2002a). Für die inhaltliche Arbeitsweise einer Memory-Klinik wurde vor kurzem ein Konsenspapier veröffentlicht (Diehl et al. 2003).

10.6 Heimeinweisung

Demenzprävalenz im Heim

Die Heimeinweisung wird in der Öffentlichkeit und von den Betroffenen oft als etwas angesehen, was vermieden werden sollte. Andererseits bedeutet die Heimaufnahme durchaus auch eine Entlastung. Letztendlich wird heute die Endphase einer Demenzerkrankung in mehr als der Hälfte der Fälle in einem Heim verbracht. So sind heute in Deutschland 17 bis 36 % der Bewohner von Altenheimen dement und mehr als 70 % der Bewohner von Pflegeheimen. Mit mehr als 50 % sind die Demenzen auch der primäre Heimeinweisungsgrund (Bickel 2000). Dies deckt sich auch mit Untersuchungen in Skandinavien, Großbritannien und Nordamerika, steht aber in einem gewissen Widerspruch zu den Statistiken der deutschen Pflegeversicherer (s. Abschnitt 10.4).

Risikofaktoren

Schaut man sich nun die *Risikofaktoren für die Heimeinweisung* an, so ist die Hochaltrigkeit sowohl auf Seiten des Demenzkranken als auch der Pflegeperson wesentlich, ebenso wie das Alleinleben. Eine stärkere Belastung durch die Pflege und Verhaltensstörungen der Demenzkranken tragen ebenfalls zu einer Risikoerhöhung bei. Bei den Verhaltensstörungen sind es insbesondere die nächtliche Unruhe, Aggressionen und Inkontinenz (Yaffe et al. 2002). Das Problem wird vielleicht dadurch deutlich illustriert, dass nach einer deutschen Untersuchung über 50 % der Pflegepersonen von Demenzerkrankten den Nachtschlaf regelmäßig für die Pflege unterbrechen müssen, im Durchschnitt 2,4-mal pro Nacht (Gräßel 2000). *Dem Auftreten entsprechender Risikofaktoren ist deshalb besondere Aufmerksamkeit zu widmen.*

10.6.1 Die Heimauswahl

Bei der Auswahl eines Heimes ist die Wahl natürlich auch von den lokalen Gegebenheiten und Angeboten abhängig. Neben formalen Abklärungen kann ein *Besuch* der entsprechenden Einrichtung hilfreich sein. Hierbei sollte darauf geachtet (und erfragt) werden, inwieweit für Demenzkranke *spezielle Angebote* vorgehalten werden, z. B. Wohngruppen, und ob in dem Heim spezielle Techniken eingesetzt werden. Das Vorhandensein eines *Pflegeleitbildes* und seine Aussage sind mitunter hilfreich.

Auch wenn es schwierig ist, Anhaltspunkte zu geben, so sollen im Folgenden doch einige Überlegungen dazu beitragen, gewissermaßen ein idealtypisch gutes Heim für Demenzkranke zu beschreiben. Die Liste ist sicherlich nicht vollständig, kann also gern verlängert werden. Weiterführende Hinweise finden sich bei Held und Ermini-Fünfschilling (2004).

Die in der Altenpflege Tätigen verfügen auch heute noch oft **Personal** über eine viel zu geringe Kompetenz im Bereich der Demenz. Zudem ist die Anforderung durch die Pflege und der zunehmende Dokumentationsaufwand oft eine Begrenzung einer näheren Zuwendung zur einzelnen Patientin. Dies führt dann oft zu einer *Spirale aus Abwertung und Überforderung*, die in der

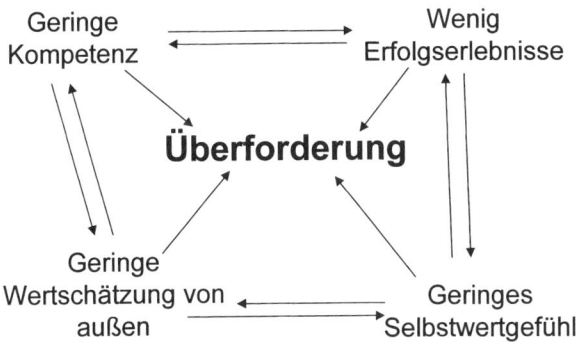

Abb. 10.2: Wechselbeziehung von Kompetenz, Überforderung und Anerkennung bei Professionellen in der Demenzversorgung. Die Abbildung gibt schematisch potenzielle Wechselbeziehungen im Bereich der Pflege und Betreuung von Demenzkranken wieder. Sie zeigt mögliche Interventionsebenen an, um die im Bereich der Pflege verbreiteten hohen Krankheitsstände, Burn-Out-Syndrome und ggf. auch Gewalteskalationen zu verhindern.

Abb. 10.1 dargestellt ist. Auf jeden Fall sollten Personen, die mit Demenzkranken umgehen, regelmäßig supervidiert werden, ebenso wie der Anteil des Fachpersonals und dessen Qualifikation. Verschiedene Autoren äußerten sich dazu, wie eigentlich geeignete Pflegepersonen sein sollten. Hier wurden Faktoren wie Lebenserfahrung, Gelassenheit, Geduld, Humor und Kreativität genannt. Offensichtlich ist eine eher begleitende und weniger „tätige" Pflegerin für Demenzkranke besser geeignet (Kitwood 2000; Held/Ermini-Fünfschilling 2004).

Nahrungsangebot Nachdem bei Demenzkranken zunächst die Zusammenstellung des Essens und die Speisenabfolge gestört ist, später der Umgang mit Esswerkzeugen und zuletzt dann auch die Nahrungsaufnahme durch Schluckstörungen und Kauprobleme, sollte das Nahrungsangebot darauf Rücksicht nehmen (s. a. Abschnitt 9.2). Nicht zu früh sollte durch Angebote pürierter Kost oder durch die Anlage einer PEG-Sonde der Pflegeprozess zwar erleichtert, die Demenzkranken jedoch auch entwürdigt bzw. einer Zuwendungsmöglichkeit beraubt werden. Auch sollte beachtet werden, dass gerade Demenzkranken kein Nahrungsangebot gemacht wird, das diese nicht kennen. Dies gilt insbesondere für Nahrung, die auch in unserem Kulturkreis erst in den letzten 10 bis 20 Jahren populärer geworden ist, wie z. B. die chinesische oder indonesische Küche oder Früchte und Gemüse wie Mangos oder Kiwis.

Das Anreichen des Essens ist wesentlich für die Lust zum Essen. Hier ist es gerade für Demenzkranke gut, wenn *familiär vertraute Darreichungsformen* weiter geübt werden können. So fällt es leichter, aus Schüsseln zu schöpfen als aus Dessert- bzw. Portionstellern zu essen. Viele Demenzkranke sind an ein *Tischgebet* gewöhnt, und die Aufrechterhaltung dieses Rituals schafft Vertrauen. In einigen Heimen gibt es gute Erfahrungen mit dem *gemeinsamen Kochen* in der Demenzgruppe oder damit, dass die Küche mitunter vor den Demenzkranken oder mit ihnen zusammen im Sinne eines *Front-Cooking* gemacht wird. Dies führt dazu, dass Düfte von Tee, gebackenem Brot, Kuchen oder gar von angebratenen Zwiebeln den Demenzkranken eine heimelige und stimulierende Atmosphäre vermitteln.

Die mit zunehmender Demenz auftretende Unfähigkeit, mit Kochwerkzeug bzw. Esswerkzeug umzugehen, hat zu Angeboten von *Fingerfood* geführt. Dies ist nicht unproblematisch, muss es doch immer wieder aus hygienischen Gründen frisch erneuert werden. Andererseits ermöglicht es, dass Demenzkranke gewissermaßen nebenher (gesunde) Nahrung zu sich nehmen (Biedermann 1999).

Allen Überlegungen liegt zugrunde, dass Demenzkranke durch Ihre Umgebung nicht verwirrt werden sollen, sondern im Gegenteil Strukturhilfe bekommen. *Möglichst viel vertraute Elemente* beruhigen. Ein unsachgemäßer Umgang darf nicht gefährden. So sollten Dekorationen und Pflanzen nicht giftig sein. Nachdem Demenzkranke durch Geräusche oder lautes Schreien schnell irritiert sind, ist darauf zu achten, dass der Schall ausreichend gedämpft wird. Zudem sollten die Räume ausreichend hell sein. Viele Demenzkranke erhalten nicht die nötige Lichtzufuhr (s. Abschnitt 9.3), was Verhaltensstörungen evtl. noch verstärkt.

Raumgestaltung / Architektur

Grundsätzlich sollte im Umgang mit Demenzkranken die *Möglichkeit von Fehlinterpretationen* stets bedacht werden. So kann sich ein Demenzkranker durch einen laufenden Fernseher bedroht fühlen. Im Allgemeinen gilt, dass für den Kranken die Anpassung an die Umgebung umso weniger gelingt, je unvertrauter und komplexer die Bedingungen sind. Dabei ist bekannt, *dass mit dem ansteigenden Schweregrad der Demenz die Verhaltensweisen der Kranken mit den bestehenden Umgebungsbedingungen immer enger verknüpft sind* (Haupt 2004).

Dies wird in *milieutherapeutischen Interventionen* genutzt. Nachdem beispielsweise bekannt ist, dass wandernde Demenzkranke meist einem von der Umgebung gegebenen Impuls folgen, etwa einer an der Wand gezeichneten Farblinie oder einem Handlauf, kann dies genutzt werden, um Wege zu strukturieren. So können Wege in Heimen als Endloswege angelegt werden, indem Ausgangs- und Endpunkt identisch sind (Heeg 2000). Auch sollten Flurenden gemütlich gestaltet sein.

Milieutherapie

Eine andere Form sind *subjektive Barrieren*, in denen z. B. auf dem Boden fest markierte Streifen vom Demenzkranken als Hindernis wahrgenommen werden, das er nicht übertritt. Auch nehmen Demenzkranke eine Abteilungstür, die in der Wandfarbe gehalten ist oder als Spiegel bzw. auch als ein Fenster gestaltet ist, nicht als Ausgangstür wahr. Beim *Spiegelzeichen* muss jedoch beachtet werden, dass das Spiegelbild vom Demenzkranken mitunter nicht nur als ablenkend, sondern auch als verwirrend und beängstigend erlebt wird und dann eher ungünstig ist. Experimentiert wird auch mit der Einrichtung von so genannten Snoezelen-Räumen (s. Abschnitt 8.4 „Sinnesorientierte Verfahren"; Höwler 2000).

Tagesstrukturierung Neben den bereits unter der Therapie genannten Maßnahmen zur Strukturierung des Tagesablaufes können in Heimen besondere Einrichtungen für PatientInnen mit schweren Tag- und Nachtstörungen vorgehalten werden (s. a. Abschnitt 9.3). So gibt es *Nachtcafes*, die die Demenzkranken gemeinsam betreuen, die ihre Mitbewohner üblicherweise nachts stören. Auch sollte in Heimen überprüft werden, inwieweit die starren Regeln von Zubettgeh- und Aufstehzeit gerade auf Demenzkranke zwingend angewendet werden. Es empfiehlt sich zudem, verschiedene Materialien und Konzepte für Kurz-Aktivitäten von ca. 10 bis 20 Minuten vorzuhalten. Das ist die Aktivitätsspanne, die von Demenzkranken noch üblicherweise durchgehalten wird (Held/Ermini-Fünfschilling 2004).

Drei-Welten-Konzept Eine spezielle Heimkonzeption stellt das *Drei-Welten-Konzept* dar. Der Leitgedanke besteht darin, dass DemenzpatientInnen im Verlauf ihrer Krankheit verschiedene Erlebniswelten durchlaufen. Nach dem jeweilig dominanten Erleben werden sie als

- Welt der kognitiven Erfolglosigkeit,
- Welt der kognitiven Ziellosigkeit und
- Welt der kognitiven Schutzlosigkeit bezeichnet.

Die Lebensräume werden in ihrer architektonischen aber auch Milieugestaltung und Betreuung den noch verbliebenen Fähigkeiten angepasst. Hiermit konnte in der Schweiz schon in vielen Bereichen ein neues Konzept erfolgreich eingeführt werden (Held/Ermini-Fünfschilling 2004).

10.6.2 Der Heimeintritt

Umgang mit Angehörigen Bei den Angehörigen ergibt sich bei der Heimeinweisung die Frage, welche Rolle sie noch weiter übernehmen können und wollen. Die Vorbereitung des Heimbesuches scheint wichtig. Hierzu sollte unter Umständen nicht nur ein Besuch der Angehörigen im Heim vorangehen, sondern auch ein Besuch des Heimpersonals im Haus des Demenzkranken.

biographische Informationen Die Angehörigen können den Heimeintritt dadurch erleichtern, dass sie Angaben zu den Besonderheiten der Demenzkranken, aber auch ihrer Biographie vermitteln. Hierzu gehört neben den Angaben zur sozialen Situation, den nächsten Angehörigen

und medizinischen Daten (Hausarzt, Medikamente, weitere Therapien) auch Hinweise auf Verhaltensauffälligkeiten und Leben
und Lebensgewohnheiten vor dem Heimeintritt. In Kasten 10.3
findet sich ein entsprechendes Beispiel (aus Held/Ermini-Fünf-
schilling 2004). Empfehlenswert ist die Anlage von so genannten
Life-Story Books, die Dokumente aus dem Leben der Betreffenden enthalten. Diese Bücher können sowohl dem Personal Informationen über die betreffenden Patienten vermitteln, als auch
dazu verwendet werden, mit diesen über ihr Leben zu sprechen.
Hierzu werden Fotografien, Postkarten, Dokumente, Zeitungs-
ausschnitte oder andere Erinnerungsstücke zusammengestellt
(Held/Ermini-Fünfschilling 2004).

Leben und Lebensgewohnheiten vor dem Heimeintritt

Name: **Geburtsjahr:**

Ausbildung/Beruf(e)/frühere Beschäftigungen
_____
_____

Aufgewachsen: städtisch   ländlich

Sozialverhalten

Familienkontakte

    häufig   eher selten   nie

    Findet leicht Kontakt, viele Freunde

    Lebt zurückgezogen, hat wenig Sozialkontakte

Vereinszugehörigkeit, wenn ja, welche?
    ja _____
    nein

Besucht regelmäßig Cafés/Restaurants
    ja   nein

Religion
    katholisch   protestantisch   andere _____

Kirchgang
    regelmäßig   unregelmäßig   nie   →

Ess- und Trinkgewohnheiten

Was schmeckt? Was sind ggfs. Lieblingsspeisen?

_____
_____
_____

Was schmeckt nicht?

_____
_____
_____

Sonstiges zu Ess-/Trinkgewohnheiten:

_____
_____
_____

Spezielle Kenntnisse/Interessen, frühere Hobbies
1. _____
2. _____
3. _____
4. _____
5. _____
6. _____
7. _____
weitere: _____
_____
_____
_____

Musik

Aktiv (welches Instrument?): _____

Passiv

Volksmusik   Klassisch/Oper   Operette/Musical   Jazz

Lesen/Schreiben

Tageszeitung   Zeitschriften   Magazine   Welt-
Krimis   Liebesromane   Sachbücher   literatur

Sonstiges:

_____
_____

→

Sammeln?

_____

_____

Fernsehen? Welche Sendungen?

Sport   Tier-/Kulturfilm   Musiksendungen
Krimi/Science Fiction/Action   Seifenoper   Nachrichten

Was macht Spaß und Freude?

_____

_____

_____

Verhalten

offen   zurückgezogen   passiv   fröhlich   aktiv
aggressiv   schlecht gelaunt   depressiv

Schlafgewohnheiten

Frühaufsteher   Langschläfer

durchschnittliche Schlafdauer in Stunden:

Fenster: offen   geschlossen

Bett: hochgestellt   flach
                   grosses Kopfkissen   kleines Kopfkissen

Fitness/Tanz/sportliche Aktivitäten

_____

_____

_____

_____

Spielkenntnisse

_____

_____

_____

_____

Sexualität, Libido

_____

_____

_____

_____

$\longrightarrow$

Besondere Lebensereignisse oder Erlebnisse

_____
_____
_____
_____

Bemerkungen

_____
_____
_____
_____

Kasten 10.3: Dokumentationsbogen zur Erfassung von Leben und Lebensgewohnheiten, den die Angehörigen zur Vorbereitung eines (geplanten) Heimeintritts ausfüllen können (Held/Ermini-Fünfschilling 2004).

Pflegemodelle

Insgesamt werden immer mehr Pflegemodelle und Konzepte favorisiert, die einen biographischen Bezug zu den Betreuten in die Pflege integrieren. Auf die verschiedenen Formen kann hier nicht eingegangen werden (s. dazu Maciejewski et al. 2001). Beispielhaft seien jedoch genannt:

- Das psychogeriatrische Pflegemodell nach Böhm (2002a, b)
- Die fördernde Prozesspflege nach Krohwinkel (Löser 2003)
- Der personenzentrierte Ansatz nach Kitwood (2000)
- Die Selbsterhaltungstherapie nach Romero (2004)
- Der validierende Umgang nach Feil (1992)

Einbeziehung der Angehörigen

Die Angehörigen sollten jedoch auch vom Heim regelmäßig und eindeutig informiert und z. B. in den Prozess der Pflege und zuletzt auch des Sterbens mit einbezogen werden. So sollte ihnen angeboten werden, dass sie beim Sterben zugegen sein können und hierbei auch unter Umständen im Heim übernachten (Held/Ermini-Fünfschilling 2004).

Glossar

Acetylcholin: Überträgerstoff (Transmitter), der in cholinergen Nervenzellen produziert wird. Der Transmitter ist im Zentralnervensystem vor allem an der Regulation von Gedächtnis, Aufmerksamkeit, aber auch Stimmung und Schlaf-Wach-Rhythmus beteiligt. Er spielt außerdem eine wichtige Rolle im vegetativen Nervensystem, z. B. bei der Regulation der Magen-Darm-Motorik.

Affekt: Ein beobachtetes Verhaltensmuster als Ausdruck eines subjektiv empfundenen Gefühlszustandes (Emotion). Geläufige Beispiele für Affekte sind Ärger, Traurigkeit, Lust.

Aggression: Erhöhte Gewalttätigkeit bzw. Gewaltbereitschaft, die auch dahingehend unterschieden werden kann, ob sie angedroht und/oder ausgeführt wird.

Agitation: Unruhe bzw. Antriebssteigerung mit körperlichem Ausdruck.

Akathisie: Bewegungsunruhe, speziell auch Sitzunruhe, die sich in wiederholten, gleichbleibenden unwillkürlichen Bewegungsmustern zeigt. Folgen die betroffenen Personen dem Bewegungsdrang, lässt dieser nach. Eine Akathisie kann im Rahmen der Behandlung mit Psychopharmaka, (Neuroleptika) auftreten.

Akinese: Verminderte Spontanbeweglichkeit. Sie ist typisches Symptom der Parkinson-Erkrankung bzw. weiterer neurologischer Erkrankungen, kann aber auch im Rahmen eines medikamentös induzierten Parkinsonoids auftreten.

Allel: Gene, die unterschiedliche Wirkungen entfalten, jedoch in homologen Chromosomen und homologen Genorten lokalisiert sind. Von vielen Genen sind nur zwei oder drei Allele bekannt.

Alzheimer: Alois Alzheimer (1864–1915) beschrieb 1906 (Kongress)/1907 (Veröffentlichung) erstmals die später nach ihm benannte Erkrankung.

American Psychiatric Association (APA): Vereinigung der amerikanischen Psychiater, die das Ziel hat, Ursachenforschung, Erkennung und Behandlung psychischer Störungen zu verbessern, auch über eine gemeinsame Fort- und Weiterbildung. Hierzu gehört auch Öffentlichkeitsarbeit und die Herausgabe von Publikationen.

Anamnese: Vorgeschichte, im Einzelnen: Eigenanamnese (Krankheitsvorgeschichte der betroffenen Person), Fremdanamnese (Angaben einer Bezugsperson oder Vorbehandler), Sozialanamnese (Erhebung der sozialen Umstände).

Antidepressiva: Medikamentengruppe, die die Behandlung von Depressionen bzw. depressiven Verstimmungen im Rahmen anderer Krankheitsbilder zum Ziel hat. Diese werden entsprechend ihrer pharmakologischen Eigenschaften unterteilt. Hierzu gehören vor allem die tri- und tetrazyklischen Substanzen, Monoaminoxidase (MAO)-Hemmer und Wiederaufnahmehemmer von Serotonin und/oder Noradrenalin.

Apolipoprotein E (ApoE): Eine Eiweißsubstanz, deren Vorhandensein im Körper für den Erhalt und die Funktion von Membranen notwendig ist. Die Allele 2, 3, 4 bzw. ihr Verhältnis zueinander sind mit dem Entstehen verschiedener Krankheiten verbunden. Es handelt sich um den wichtigsten bekannten genetischen Risikofaktor für die Alzheimer-Krankheit. Das Allel ε4 erhöht das Risiko zu erkranken.

Apraxie: Störung der handwerklichen Fähigkeit.

Atrophie: Verlust an Substanz, z. B. Abnahme der Zellgröße oder -zahl, aufgrund innerer oder äußerer Einflüsse.

Atypische Neuroleptika: Psychopharmaka zur Behandlung von Schizophrenien, wahnhaften Störungen, aber auch Schaf- und Verhaltensstörungen. Als atypische Neuroleptika werden (historisch) neuere Substanzen bezeichnet, die (möglichst) keine Nebenwirkungen im Bereich des extrapyramidalen Bewegungssystems haben. Dies erhöht die Verträglichkeit und Sicherheit, insbesondere bei besonders empfindlichen Patienten wie Demenzkranken.

Autosomal: Genetisch bedingt, wobei die genetische Information nicht auf den Geschlechtschromosomen zu finden ist.

Benzodiazepine: Psychopharmaka mit beruhigender, angstlösender und muskelentspannender Wirkung. Diesen oft erwünschten Wirkungen stehen unerwünschte Wirkungen wie Müdigkeit, Konzentrationsschwäche und Koordinationsstörungen gegenüber. Je nach Wirkungsdauer, verabreichter Menge und Behandlungsdauer kann sich eine seelische und körperliche Abhängigkeit entwickeln. Als so genannte Low-Dose- bzw. Niedrigdosisabhängigkeit wird speziell im Alter eine Dauereinnahme von Benzodiazepinen ohne Dosissteigerung verstanden.

Binswanger: Otto Binswanger (1852–1929), Schweizer Psychiater, nach dem eine Form der vaskulären Hirnerkrankung benannt wurde.

Biopsie: Entnahme einer Probe aus lebendigem Gewebe.

Bipolare Störung: Bezeichnet eine Störung mit in der Regel sowohl depressiven als auch manischen Phasen. Je nach Verlauf können jedoch auch vermehrt oder allein depressive bzw. manische Phasen auftreten.

Cholinesterasehemmer: Wirksubstanzen bzw. Medikamente, die durch einen Abbau des Acetylcholins eine Vermehrung dieses Überträgerstoffes erreichen. Sie wirken über eine Hemmung des abbauenden Enzyms Cholinesterase.

Corpus callosum: Balken. Anatomische Struktur, die die wesentlichen Faserverbindungen zwischen den beiden Hirnhälften umfasst.

Creutzfeldt-Jakob-Erkrankung (CJD): Eine nach den Wissenschaftlern und Alzheimer-Schülern Creutzfeldt (1885–1964) und Jakob (1884–1931) bezeichnete seltene Erkrankung des Gehirns. Ursächlich wird sie auf Prionen zurückgeführt.

CT: Computertomographie. Untersuchungsverfahren, das auf der Röntgenmethode basiert. Durch eine rotierende Röntgenröhre und eine computergestützte Integration der Aufnahmen aus den verschiedenen Durchtrittswinkeln können Schnittbilder durch den Körper erhalten werden.

Diabetes mellitus: Zuckerkrankheit. Erkrankung aufgrund einer Störung des Zuckerstoffwechsels mit erhöhtem Blutzuckerspiegel, erhöhter Zuckerausscheidung und erheblichen Folgeschäden an verschiedenen Organen. Je nach Krankheitsbeginn und Behandlungsnotwendigkeit werden verschiedene Formen unterschieden.

Diagnose: Prozess der Informationssammlung über die Beschwerden und Krankheitszeichen einer Person und deren Zuordnung zu einem bestimmten Störungsbild.

Disposition: Ausrichtung, Einstellung. Hier vor allem Neigung zur Entwicklung bestimmter Beschwerden und Krankheiten.

Dominant: Überlegen, beherrschend.

Dopamin: Überträgerstoff, in dopaminergen Neuronen gebildet, der im Zentralnervensystem wesentlich an der Regulation von Bewegung, Antrieb, Neugier und Wahrnehmung beteiligt ist. Dopamin ist typischerweise verringert beim Morbus Parkinson.

DSM: Diagnostisches und statistisches Manual psychischer Störung. Klassifikationssystem, das psychische Störungen anhand von Kriterienlisten aufgliedert in verschiedene psychische Störungen, Hauptklassen und Unterformen. Es wird herausgegeben von der American Psychiatric Association (s. dort) und immer wieder aktualisiert.

Dysästhesie: Qualitative Wahrnehmungsstörung, bei der Reize anders und unangenehm bzw. störend erlebt werden.

EEG: Elektroenzephalogramm. Verfahren zur Ableitung der hirnelektrischen Aktivität durch von außen am Kopf angebrachte Aufnahmesonden. Jeweils zwei Ableitepunkte werden gegeneinander bezüglich ihrer Spannungsunterschiede abgeleitet. Die daraus entstehenden Muster geben Auskunft über Störungen der Hirnfunktionen. So erfolgt auch die Einteilung in die verschiedenen Schlafstadien vorwiegend über das EEG. Das EEG ist zudem Nachweismittel einer erhöhten Krampfbereitschaft.

Enzephalopathie: Allgemeiner Ausdruck für eine Erkrankung des Gehirns.

Enzym: Ferment. In lebenden Organismen gebildeter Eiweißstoff (Protein), der eine chemische Reaktion in Lebewesen bewirkt, z. B. den Abbau eines Überträgerstoffes oder auch die Spaltung von Nahrungsmitteln.

Epidemiologie: Wissenschaft von der Untersuchung der Häufigkeit eines Phänomens und der Verteilung innerhalb unterschiedlicher Bevölkerungsgruppen.

Ethik: Lehre mit dem Ziel, Verhaltensvorschriften, sittliche Verpflichtungen und Handlungsregeln für Entscheidungen auszuweisen und zu rechtfertigen. Hierzu gehören Regeln, Prinzipien.

Evidenz: Hinweise, Ergebnislage.

Fluktuation: Wechselnde Ausprägung (von Merkmalen) im Zeitverlauf mit in der Regel wechselnd an- und abschwellendem Charakter.

Frontal: Vorne, hier vor allem die vorderen Hirnabschnitte betreffend.

GABA: Gamma-Amino-Buttersäure. Überträgerstoff, in GABAergen Neuronen gebildet, der im Gehirn unter anderem an der Regulation von Wachheit beteiligt ist.

Gen: Eine Abfolge von Aminosäuren auf einem Chromosom, die für eine bestimmte Funktion/ Eigenschaft verantwortlich zeichnet.

Genotyp: Die Gesamtheit der Erbanlagen eines Organismus.

Gerontopsychiatrie: Lehre von den psychischen Erkrankungen des höheren Lebensalters und ihrer Behandlung. In der Regel wird sie definiert anhand des Alters der Patienten und mit Beginn ab dem 60. bzw. 65. Lebensjahr.

Gliose: Vermehrung des nichtneuronalen Bindegewebes im Gehirn, z. B. infolge des Unterganges von Nervenzellen bei Abbauerkrankungen bzw. nach Hirnschädigung.

Globus pallidus: Innerer Kern des Linsenkernes, Teil des symmetrisch in beiden Hirnhälften vorkommenden extrapyramidalen Systems.

Glutamat: Überträgerstoff, in glutamatergen Nervenzellen gebildet, der vor allen Dingen im Zentralnervensystem weit verbreitet und an verschiedenen Hirnfunktionen beteiligt ist.

Halluzination: Fehlwahrnehmung ohne reales Objekt. Je nach Wahrnehmungsqualität unterscheidet man optische, akustische, haptische, olfaktorische und körpereigene (koenästhetische) Halluzinationen. Wird der Trugcharakter erkannt, spricht man von Pseudohalluzinationen.

Hepatisch: Zur Leber gehörig bzw. von der Leber ausgehend.

HIV-Enzephalopathie: Hirnerkrankung bzw. Hirnbeteiligung im Rahmen einer Infektion mit dem HIV-Virus.

Hypercholesterinämie: Erhöhte Menge an Cholesterin im Blut. Hauptursachen sind eine vermehrte Nahrungsaufnahme und Übergewicht, aber auch (genetisch bedingte) Stoffwechselstörungen.

Hyperhomozysteinämie: Vermehrte Menge der Aminosäure Homozystein im Blut.

Hypertonie: Erhöhter Druck, in der Regel im arteriellen System des Blutkreislaufes, dann auch arterielle Hypertonie.

Hypothese: Eine Annahme oder ein System von Annahmen. Sie gilt als Voraussetzung für die weitere Erklärung von Phänomenen und spielt im Prozess des wissenschaftlichen Erkenntnisgewinns eine wichtige Rolle.

Hypoxie: Zustand einer Minderversorgung mit Sauerstoff gemessen am Bedarf des betroffenen Gewebes. Der daraus resultierende Schaden wird auch als hypoxischer Schaden bezeichnet.

ICD-10: International Classification of Diseases. Krankheitsklassifikationssystem, herausgegeben von der Weltgesundheitsorganisation (WHO). In der Psychiatrie neben dem DSM als das gebräuchlichste System der Krankheitsklassifikation verwendet.

Inkontinenz: Störung der Kontrolle über Ausscheidungsfunktionen. Bekannt ist die Harn- bzw. Stuhlinkontinenz. Im Bereich der Psychopathologie gibt es auch die Affektinkontinenz, die einen ungesteuerten und unangemessenen oder unkontrollierten Ausbruch von Gefühlen bezeichnet.

Inzidenz: Anzahl neuer Fälle eines Phänomens oder einer Störung innerhalb einer definierten Bevölkerungsgruppe in einem bestimmten Zeitraum. Begriff der Epidemiologie.

Kayser-Fleischer-Kornealring: Nach den Ophtalmologen Bernhard Kayser und Bruno Fleischer bezeichneter gelb-grün-bräunlicher Ring in der Cornea. Typische Veränderung bei Morbus Wilson infolge der dabei auftretenden Störung des Kupferstoffwechsels.

Kognition: Denken, Urteilen. Unter kognitiven Neurowissenschaften wird die Untersuchung der verschiedenen Facetten des Denkens, Urteilens und der dazu führenden Prozesse verstanden. In der Demenzforschung werden von den kognitiven die nichtkognitiven Funktionen unterschieden. Diese implizieren affektive und Verhaltensstörungen.

Kohorteneffekt: Begriff aus der Ursachenforschung bzw. Epidemiologie. Die Kohorte bezeichnet dabei eine Gruppe mit gemeinsamem Merkmal, häufig z. B. den gleichen Geburtsjahrgang bzw. -jahrgänge. Ein Kohorteneffekt bezeichnet dann Sachverhalte, die sich aufgrund (un)bekannter weiterer Merkmale dieser Gruppe einstellen.

Konfabulation: Gedächtnislücken werden durch andere Begriffe ersetzt. Diese sind oft oberflächlich stimmig, jedoch halten sie einer Überprüfung in der Regel nicht stand. Die Schilderung ist mitunter wenig präzise. Auftreten im Allgemeinen nur bei hirnorganischen Störungen.

Konsistenz: Zusammensetzung bzw. Beschaffenheit.

Lamina: Blatt, (dünne) Schicht, speziell neuronale Zellschicht im Gehirn.

Längsschnittstudie: Mehrfache Untersuchungen des gleichen Sachverhaltes in einem zeitlichen Verlauf. Ergebnisse zu den jeweiligen Zeitpunkten werden miteinander verglichen.

Leitlinie: Empfehlung für ein Vorgehen bzw. Verhalten. In der Qualitätssicherungsdiskussion wird die Leitlinie von Standards und Richtlinien unterschieden. Danach hat ein Standard die höchste, eine Leitlinie die im Vergleich geringste rechtliche Verbindlichkeit.

Lewy: Friedrich H. Lewy (1885–1959), Neurobiologe und Schüler von Alois Alzheimer. Nach ihm wurden die Lewy-Körperchen und die Lewy-Body-Demenz bezeichnet.

Liquor: Liquor zerebrospinalis. Bezeichnung für die das Gehirn und Rückenmark umspülende Flüssigkeit. Sie wird durch mehr oder weniger durchlässige Schranken vom Blut bzw. Gehirn getrennt. Diese Schranken können bei bestimmten Krankheiten gestört sein.

Lues: Syphilis. Auf eine Infektion mit dem Erreger Trepomena pallidum zurückzuführen übertragbare Erkrankung, die in mehreren Stadien oft über Jahre verläuft. Zentralnervöse Manifestationen reichen von Hirnnerven- und Rückenmarksschäden bis hin zu psychiatrischen Störungen vielfältiger Art. Die Erkrankung kann heute sicher diagnostiziert und behandelt werden.

Lupus erythematodes: Zu den Autoimmunerkrankungen gehörende systemische Erkrankung, die spezifisch nachweisbar ist. Mitunter gehen neurologische bzw. psychiatrische Manifestationen der systemischen Manifestation um Jahre voraus.

Manie: Affektive Störung mit gehobener Stimmung, Antriebssteigerung und Konzentrations- und Schlafstörungen sowie Aggressivität. Tritt häufig phasenhaft im Rahmen bipolarer Krankheitsverläufe auf.

MRT: Magnetresonanztomographie. Bildgebendes Verfahren, das auf der Anwendung elektromagnetischer und Magnetfelder sowie deren Interaktion beruht. Abgeleitet sind die Magnetresonanzspektroskopie, in der die Gewebskonzentrationen verschiedener Metaboliten in vivo bestimmt werden können bzw. die funktionelle Magnetresonanztomographie, die es erlaubt, die metabolische Aktivierung von Hirnarealen im Zeitverlauf darzustellen. Die Methoden haben wesentlich zur Entwicklung der neueren Hirnforschung beigetragen.

Multiple Sklerose: Enzephalomyelitis disseminata. Neurologische Erkrankung mit typischen Entmarkungen und variierendem Verlauf.

Multisystematrophie: Degenerative Erkrankung, vorwiegend im Bereich so genannter extrapyramidaler Strukturen. Häufig findet sich ein Parkinson-Syndrom, zusätzlich verbunden mit zerebellären oder pontinen Symptomen.

Muskarinrezeptor: Cholinerger Rezeptor.

Mutismus: Gewolltes oder ungewolltes Schweigen bei wahrscheinlich grundsätzlich intaktem Sprachverständnis und ungestörter Sprechfähigkeit. Tritt im Rahmen schwerer psychischer Erkrankungen auf.

Neurodegeneration: Abbauerscheinungen im Nervensystem, die in der Regel mit atrophischen Veränderungen einhergehen.

Neuroleptika: Klasse der Psychopharmaka mit vorwiegend antipsychotischer und sedierender Komponente. Haupteinsatzgebiet ist die Schizophrenie und die Behandlung von Wahrnehmungs- und Verhaltensstörungen; s. a. atypische Neuroleptika.

Neuropathologie: Lehre von den krankhaften Veränderungen des Nervensystems.

Nikotinrezeptor: Cholinerger Rezeptor.

Nucleus basalis Meynert: Hirnnervenkern. In enger Nachbarschaft zum Nucleus suprachiasmatikus, cholinerges Zellgebiet.

Nucleus caudatus: Schweifkern. Hirnnervenkern des extrapyramidalen Systems und damit symmetrisch beteiligt an der Regulierung motorischer Funktionen. Atrophische Veränderungen vor allen Dingen bei Chorea Huntington.

Nucleus subthalamicus: Hirnnervenkern.

Nucleus suprachiasmaticus: Hirnnervenkern. In enger Nachbarschaft zum Nucleus basalis Meynert gelegenes Kerngebiet, das Zeitgeberfunktionen für die biologischen Rhythmen hat.

Okzipital: Hier hinteres Hirnrindengebiet.

Parietal: Zum Schläfenlappen gehörige Region der Gehirnrinde.

Parkinson, Morbus: Neurodegenerative Erkrankung, die vorwiegend dopaminerge Zellgebiete betrifft und typischerweise mit einer komplexen motorischen Symptomatik einhergeht. Es wird eine tremor-dominante von einer akinetisch-dominanten Form unterschieden. Vom Morbus Parkinson werden Parkinson-Syndrome anderer Ursache unterschieden, z. B. neuroleptikainduziert, infolge vaskulärer Hirnschädigungen oder im Rahmen von Multisystematrophien (s. dort).

Pathologie: Lehre von den Erkrankungen, ihren Ursachen, ihren Erscheinungsformen.

PET: Positronen Emissionstomographie. Nuklearmedizinisches Untersuchungsverfahren, bei dem Positronenstrahler eingesetzt werden. Das bekannteste Verfahren ist die Darstellung des Glukosemetabolismus in vivo mit Fluor-Desoxy-Glukose (FDG).

Prädiktor: Faktor bzw. Zeichen, das einen weiteren Verlauf vorhersagt, ggf. auch Frühsymptome.

Präsenil: Bezeichnet das Erkrankungsauftreten vor dem Erreichen des Seniums, d. h. in der Regel vor dem 60. Lebensjahr.

Prävalenz: Häufigkeit eines Phänomens oder einer Erkrankung in einer bestimmten Bevölkerungsgruppe zu einem bestimmten Zeitpunkt.

Prävention: Vorbeugung. Es wird zwischen primärer, sekundärer und tertiärer Prävention unterschieden. Dabei gelten die letzten beiden für Maßnahmen, die erst einsetzen, wenn die Erkrankung schon besteht, z. B. die Rückfallprophylaxe nach Schlaganfall.

Prognose: Voraussage aus bekannten Gesetzlichkeiten. Bei Vorliegen bestimmter Randbedingungen abgeleitete Aussage über zukünftige Ereignisse oder Ergebnisse.

Protein: Eiweiß. Proteine sind aus Aminosäuren kettenförmig aufgebaute Moleküle. Bestandteil aller Zellen und z. B. Baustoff von Enzymen.

Public Health: Bezeichnung für die Lehre vom öffentlichen Gesundheitswesen. Umfasst im Wesentlichen Krankheitsvorbeugung und Nachsorge, aber auch Aufklärung und weitere Öffentlichkeitsmaßnahmen.

Putamen: Äußere Schicht des Linsenkerns, Bestandteil des extrapyramidalen Systems und damit beteiligt vor allem an der Regulation von Bewegung.

Pyramidenzelle: Pyramidenförmige, große Nervenzellen.

Querschnittsstudie: Eine einmalige Untersuchung in einem begrenzten Zeitraum. Ermöglicht die Analyse von Wechselbeziehungen zwischen verschiedenen Phänomenen.

Rezessiv: Im Kontrast zu dominant bezeichnet „rezessiv" z. B. ein genetisches Muster, das sich nicht im Erscheinungsbild durchsetzen kann, außer es tritt homozygot in Erscheinung.

Rigor: Bezeichnung eines erhöhten Muskeltonus. Bei passiver Bewegung zeigt sich ein mitunter ruckartiges Nachlassen der Anspannung (Zahnradphänomen). Typisch bei Parkinson-Krankheit bzw. -Syndrom.

Risikofaktor: Bestimmte Tatsache oder Konstellation, die das Risiko z. B. für eine zukünftige Erkrankung erhöht. Diese können sowohl genetisch als auch im Verhalten bzw. in einer Exposition bestehen.

Screening: Ein Screeningverfahren ist eine Vorauswahl z. B. aus einer Population, in der ein bestimmtes Merkmal untersucht werden soll. Die dabei ermittelten Personen werden einem weiteren Verfahren, z. B. einer umfangreicheren Untersuchung zugeführt.

Senil: Zum Alter gehörig bzw. im Alter auftretend, in der Regel ab dem 60. bzw. 65. Lebensjahr.

Sensorisch: Bezeichnet die durch die Sinneswahrnehmung vermittelte Qualität, speziell Sehen, Hören, Riechen, Schmecken, Tasten.

Serotonin: Überträgerstoff im Nervensystem, gebildet in serotonergen Neuronen. Wesentlich beteiligt in der Regulation von Stimmung, Hunger, Lust, Schlaf und Schmerz.

SPET: Single photon emission photography – Einzelphotonen-Emissionstomographie. Nuklearmedizinisches Untersuchungsverfahren unter Anwendung von Gamma-Strahlen. Entsprechende Verfahren sind breiter verfügbar, jedoch grundsätzlich weniger messgenau als die PET.

Spongiform: Schwammartig.

SSRI: Selective Serotonin reuptake inhibitors. Antidepressiva, deren Wirkung darauf beruht, dass die Serotoninwiederaufnahme in das präsynaptische Neuron gehemmt wird. Dadurch tragen sie zu einer Erhöhung des Serotonin im synaptischen Spalt bei.

Substantia nigra: Dopaminerges Zellgebiet, besonders betroffen bei Morbus Parkinson.

Suizidalität: Neigung zur Selbsttötung. Bezeichnet das Vorliegen von Gedanken bzw. von Plänen für eine Selbsttötung.

Synapse: Kontaktstelle zwischen zwei Nervenzellen, bestehend aus einem präsynaptischen Neuron, einem postsynaptischen Neuron, den entsprechenden Membranen und dem synaptischen Spalt.

Taxonomie: Systematische Ordnung nach festen Regeln.

Temporal: Zum Scheitellappen gehörender Teil der Hirnrinde.

Thalamus: Großer Kernkomplex, symmetrisch, im Gehirn beteiligt an der Regulation verschiedener Funktionen, unter anderem von Schlaf, Appetit, aber auch der Integration verschiedener Signale.

Thiamin: Vitamin B1, wesentliches Vitamin für die Funktion von Nervenzellen.

Thrombozytenaggregationshemmer: Eine Substanzgruppe, die das Aneinanderklumpen von Thrombozyten verhindert und damit die Blutgerinnselbildung. Wesentliche Medikamente in der Behandlung von Durchblutungsstörungen, typischerweise Aspirin etc.

Transmitter: Überträgerstoff.

Tremor: Zittern, wobei verschiedene Formen unterschieden werden (Ruhe-, Intentions-Tremor).

Trisomie 21: Morbus Down. Bezeichnet die durch das dreifache Auftreten des Chromosoms 21 entstehende Erkrankung. Bereits im mittleren Lebensabschnitt entwickeln alle Patienten neuropathologische Kennzeichen der Alzheimer-Erkrankung.

Visuospatial: Bezeichnet auf der räumlichen und Sehwahrnehmung beruhende Hirnfunktionen. Bei der Alzheimer-Demenz oft schon früh gestört, weshalb entsprechende Tests in Screeningtests vorkommen (s. Uhrenzeichentest, Abzeichnen von Figuren im MMSE; Abschnitt 7.3).

Vulnerabilität: Bezeichnet eine erhöhte Empfindlichkeit, Gefährdung.

Zirkadiane Rhythmen: Bezeichnet die phasische, am Tagesablauf sich orientierende und diese z.T. auch beeinflussende, Schwankung von verschiedenen Variablen, z.B. Temperatur, Cortisolspiegel etc.

Literatur

Abas MA, Sahakian BJ, Levy R. Neuropsychological deficits and CT scan changes in elderly depressives. Psychol Med 1990; 20: 507–520.

Aksari P, Stoppe G. Risikofaktoren der Alzheimer Demenz. Fortschr Neurol Psychiatr 1996; 64: 425–432.

Aldridge D, Aldridge G. Two epistemologies: music therapy and medicine in the treatment of dementia. Arts Psychother 1996; 19: 243–255.

Alexopoulos GS, Abrams RC, Young RC, Shamoian CA. Cornell Scale for depression in dementia. Biol Psychiatry 1988; 23: 271–284.

–, Meyers BS, Young RC, Mattis S, Kakuma T. The course of geriatric depression with „reversible dementia": A controlled study. Am J Psychiatry 1993; 150: 1693–1699.

Almeida OP, Hulse GK, Lawrence D, Flicker L. Smoking as a risk factor for Alzheimer's disease: contrasting evidence from a systematic review of case-control and cohort studies. Addiction 2002; 97: 15–28.

Aloia MS, Arnedt JT, Davis JD, Riggs RL, Byrd D. Neuropsychological sequelae of obstructive sleep apnea-hypopnea syndrome: a critical review. J Int Neuropsychol Soc 2004; 10: 772–785.

American Academy of Neurology. Practice parameter for diagnosis and evaluation of dementia (summary statement). Report of the Quality Standards Subcommittee of the American Academy of Neurology. Neurology 1994; 44: 2203–2206.

Ancoli-Israel S, Martin JL, Gehrman P, Shochat T, Corey-Bloom J, Marler M, Nolan S, Levi L. Effect of light on agitation in institutionalized patients with severe Alzheimer disease. Am J Geriatr Psychiatry 2003; 11: 194–203.

Anttila T, Helkala EL, Viitanen M. Alcohol drinking in middle age and subsequent risk of mild cognitive impairment and dementia in old age: a prospective population based study. BMJ 2004; 329: 539.

APA – American Psychiatric Association. Diagnostic and Statistical Manual of Mental Disorders. 3rd Ed. Revised (DSM-III-R). Washington, D. C.: American Psychiatric Press, 1987.

–. DSM-IV: Diagnostic and Statistical Manual of Mental Disorders. 4th Ed. Washington D. C.: American Psychiatric Press, 1994.

Arendt T. Neuronale Pathologie. In: Beyreuther/Einhäupl/Förstl/Kurz (Hrsg.): Demenzen, 2002: 106–116.

Arens R, Marcus CL. Pathophysiology of upper airway obstruction: a developmental perspective. Sleep 2004; 27: 997–1019.

Areosa SA, Sherriff F. Memantine for dementia. Cochrane Database Syst Rev. In: The Cochrane Library, Issue 3. Chichester, UK: John Wiley & Sons, Ltd., 2003.

Asberg M, Montgomery S, Perris C, Schalling D, Sedvall G. Psychiatric rating scale for depression. Acta Psychiat Scand 1978; 271 (Suppl): 5–27.

Asplund R. Nocturia, nocturnal polyuria, and sleep quality in the elderly. J Psychosom Res 2004; 56: 517–525.

Auriacombe S, Pere JJ, Loria-Kanza Y, Vellas B. Efficacy and safety of rivastigmine in patients with Alzheimer's disease who failed to benefit from treatment with donepezil. Curr Med Res Opin 2002; 18: 129–138.

Bäckman L. Memory training and memory improvement in Alzheimer's disease: rules and exceptions. Acta Neurol Scand 1992; 139 (Suppl): 84–89.

Baillon S, Van Diepen E, Prettyman R, Redman J, Rooke N, Campbell R. A comparison of the effects of Snoezelen and reminiscence therapy on the agitated behaviour of patients with dementia. Int J Geriatr Psychiatry 2004; 19: 1047–1052.

Bains J, Birks JS, Dening TR. Antidepressants for treating depression in dementia (Cochrane Review). In: The Cochrane Library, Issue 3. Chichester, UK: John Wiley & Sons, Ltd., 2004.

Ballard CG, O'Brien JT, Reichelt T, Perry EK. Aromatherapy as a safe and effective treatment for the management of agitation in severe dementia: the results of a double-blind, placebo-controlled trial with Melissa. J Clin Psychiatry 2002; 63: 553–558.

–, –, Swann AG, Thompson P, Neill D, McKeith IG. The natural history of psychosis and depression in dementia with Lewy bodies and Alzheimer's disease persistence and new cases over 1 year of follow-up. J Clin Psychiatry 2001; 62: 46–49.

Barefoot JC, Gronbaek M, Feaganes JR, McPherson RS, Williams RB, Siegler IC. Alcoholic beverage preference, diet, and health habits in the UNC Alumni Heart Study. Am J Clin Nutr 2002; 76: 466–472.

Barnes J, Boubert L, Harris J, Lee A, David AS. Reality monitoring and visual hallucinations in Parkinson's disease. Neuropsychologia 2003; 41: 565–574.

Bassuk SS, Berkman LF, Wypij D. Depressive symptomatology and incident cognitive decline in an elderly community sample. Arch Gen Psychiatry 1998; 55: 1073–1081.

Bateman D, Boughey AM, Scaravilli F, Marsden CE, Harding AE. A follow-up study of isolated cases of suspected Huntington's disease. Ann Neurol 1992; 31: 293–298.

Bauer J, Sieber C. Ernährung und Demenz. psychoneuro 2004; 30: 481–488.

Beekman AT, Penninx BW, Deeg DJ, Ormel J, Smit JH, Braam AW, van Tilburg W. Depression in survivors of stroke: a community-based study of prevalence, risk factors and consequences. Soc Psychiatry Psychiatry Epidemiol 1998; 33: 463–470.

Bemben DA, Winn P, Hamm RM, Morgan L, Davis A, Barton E. Thyroid disease in the elderly. Part I. Prevalence of undiagnosed hypothyroidism. J Fam Pract 1994a; 38: 577–582.

–, Hamm RM, Morgan L, Winn P, Davis A, Barton E. Thyroid disease in the elderly. Part 2. Predictability of subclinical hypothyroidism. J Fam Pract 1994b; 38: 583–588.

Benke T, Donnemiller E. Die Diagnose der fronto-temporalen Demenz. Fortschr Neurol Psychiatr 2002; 70: 243–251.

Beyreuther K, Einhäupl K, Förstl H, Kurz A (Hrsg.): Demenzen – Grundlagen und Klinik. Stuttgart: Thieme, 2002.

Bickel H. Demenzkranke in Alten- und Pflegeheimen: Gegenwärtige Situation und Entwicklungstendenzen. In: Forschungsinstitut der Friedrich-Ebert-Stiftung (Hrsg.): Medizinische und gesellschaftspolitische Herausforderung: Alzheimer Krankheit. Der langsame Zerfall der Persönlichkeit. Bonn: Friedrich-Ebert-Stiftung, 1995: 49–68.

–. Demenzsyndrom und Alzheimer Krankheit. Eine Schätzung des Krankenbestandes und der jährlichen Neuerkrankungen in Deutschland. Gesundh Wes 2000; 62: 211–218.

–. Demenz im fortgeschrittenen Lebensalter: Schätzung von Inzidenz und Gesundheitskosten. Z Gerontol Geriatr 2001; 34: 108–115.

Biedermann M. Essen als basale Stimulation. Hannover: Vincentz, 1999.

Birks JS, Grimley Evans J, Iakovidou V, Tsolaki M. Rivastigmine for Alzheimer's disease (Cochrane Review). In: The Cochrane Library, Issue 3. Oxford: Update Software, 2003a.

–, Melzer D, Beppu H. Donepezil for mild and moderate Alzheimer's disease (Cochrane Review). In: The Cochrane Library, Issue 3. Oxford: Update Software, 2003b.

Bischoff-Ferrari HA, Dawson-Hughes B, Willett CW, Staehelin HB, Bazemore MG, Zee RY, Wong JB. Effect of vitamine D on falls: a meta-analysis. JAMA 2004; 291: 1999–2006.

Blacker D, Albert MS, Bassett SS. Reliability and validity of NINCDS-ADRDA criteria for Alzheimer's disease. The National Institute of Mental Health Genetics Initiative. Arch Neurol 1994; 51: 1198–1204.

Bleecker ML, Bolla-Wilson K, Kawas C, Agnerej J. Age-specific norms for the Mini-Mental State Exam. Neurology 1988; 38: 1565–1568.

Bliwise DL. What is sundowning? J Am Geriatr Soc 1994; 42: 1009–1011.

Boeve BF, Silber MH, Ferman TJ. REM sleep behavior disorder in Parkinson's disease and dementia with Lewy bodies. J Geriatr Psychiatry Neurol 2004; 17: 146–157.

Böhm E. Alte verstehen. Grundlagen und Praxis

der Pflegediagnose. 7. Aufl. Bonn: Psychiatrie Verlag, 2002a.

–. Verwirrt nicht die Verwirrten. 11. Aufl. Bonn: Psychiatrie Verlag, 2002b.

Braak H, Braak E. Neuroanatomie. In: Beyreuther/Einhäupl/Förstl/Kurz (Hrsg.): Demenzen, 2002: 118–129.

Bret P, Guyotat J, Chazal J. Is normal pressure hydrocephalus a valid concept in 2002? A reappraisal in five questions and proposal for a new designation of the syndrome as „chronic hydrocephalus". J Neurol Neurosurg Psychiatry 2002; 73 (7): 9–12.

Britton A, Russell R. Multidisciplinary team interventions for delirium in patients with chronic cognitive impairment. Cochrane Database Syst Rev 2004; 2: CD0000395.

Brucker U. Einstufung in die Pflegeversicherung. In: Hallauer/Kurz (Hrsg.): Weißbuch Alzheimer, 2002: 90–99.

Brunner, Ch, Spiegel, R. Eine Validierungsstudie mit der NOSGER (Nurses' Observation Scale for Geriatric Patients), einem neuen Beurteilungsinstrument für die Psychogeriatrie. Zeitschr Klin Psychol 1990; 19: 211–229

Budka H, Aguzzi A, Brown P et al. Neuropathological diagnostic criteria for Creutzfeldt-Jakob disease (CJD) and other spongiform encephalopathies (prion diseases). Brain Pathol 1995; 5: 459–466.

Bullock R. Cholinesterase inhibitors and vascular dementia: another string to their bow? CNS Drugs 2004; 18: 79–92.

Bundesärztekammer: Grundsätze der Bundesärztekammer zur ärztlichen Sterbebegleitung. Dtsch Ärztebl 1998; 39: 1851.

Burns A, Jacoby R, Levy R. Psychiatric phenomena in Alzheimer's disease. III. Disorders of mood. Br J Psychiatry 1990a; 157: 81–86.

–, –, –. Psychiatric phenomena in Alzheimer's disease: IV. Disorders of behaviour. Br J Psychiatry 1990b; 157: 1063–1069.

–, Lawlor B, Craig S. Assessment scales in old age psychiatry. London: Martin Dunitz, 1999.

–, Spiegel R, Quarg P. Efficacy of rivastigmine in subjects with moderately severe Alzheimer's disease. Int J Geriatr Psychiatry 2004; 19: 243–249.

Calabrese P. Neuropsychologie der Alzheimer-Demenz. In: Calabrese P, Förstl H (Hrsg.): Psychopathologie und Neuropsychologie der Demenzen. Lengerich: Pabst Science Publishers, 2000: 31–50.

Cardinali DP, Brusco LI, Liberczuk C, Furio AM. The use of melatonin in Alzheimer's disease. Neuroendocrinol Lett 2002; 23: 20–23.

Chui HC, Victoroff JL, Margolin D, Jagust W, Shankle R, Katzman R. Criteria for the diagnosis of ischemic vascular dementia proposed by the State of California. Alzheimer's Disease Diagnostic and Treatment Centers. Neurology 1992; 42: 473–480.

Chung JC, Lai CK, Chung PM, French HP. Snoezelen for dementia. Cochrane Database Syst Rev 2002; 4: CD003152.

CIPS (Collegium Internationale Psychiatriae Scalarum) (Hrsg.): Internationale Skalen für Psychiatrie. Göttingen: Hogrefe, 2005.

Clafferty RA, Brown KW, McCabe E. Under half of psychiatrists tell patients their diagnosis of Alzheimer's disease. BMJ 1998; 317: 603.

Clare L, Woods RT, Moniz Cook ED, Orrell M, Spector A. Cognitive rehabilitation and cognitive training for early-stage Alzheimer's disease and vascular dementia (Cochrane Review). In: The Cochrane Library, Issue 3. Chichester, UK: John Wiley & Sons, Ltd., 2004.

Clarfield M. The decreasing prevalence of reversible dementias. An uptaded meta-analysis. Arch Intern Med 2003; 163: 2219–2229.

Cole MG. Delirium in elderly patients. Am J Geriatr Psychiatry 2004; 12: 7–21.

Consensus Report of the Working Group on: „Molecular and Biochemical Markers of Alzheimer's Disease": the Ronald and Nancy Reagan Research Institute of the Alzheimer's Association and the National Institute on Aging Working Group. Neurobiol Aging 1998; 19: 109–116.

Cotrell V, Wild K. Longitudinal study of self-imposed driving restriction and deficit awareness in patients with Alzheimer's disease. Alzheimer Dis Assoc Disord 1999; 13: 151–156.

CPMP. Note for guidance on medicinal products in the Treatment of Alzheimer's Disease. Committee for Proprietary Medicinal Products, 1997.

Cummings JL. Frontal-subcortical circuits and human behavior. Arch Neurol 1993; 50: 873–880.

–. Use of cholinesterase inhibitors in clinical practice: Evidence-based recommendations. Am J Geriatr Psychiatry 2003; 11: 131–145.

–, Mega M, Gray K, Rosenberg-Thompson S, Carusi DA, Gornbein J. The Neuropsychiatric Inventory: Comprehensive assessment of psychopathology in dementia. Neurology 1994; 44: 2308–2314.

–, Street J, Masterman D, Kohatsu ND, Kemp B, Hewett L, Mittman B. Efficacy of olanzapine in the treatment of psychosis in dementia with lewy bodies. Dement Geriat Cogn Disord 2002; 13: 67–73.

–, Victoroff JI. Noncognitive neuropsychiatric syndromes in Alzheimer's disease. Neuropsychiat Neuropsychol Behav Neurol 1990; 3: 140–158.

D'Ath P, Katona P, Mullan E, Evans S, Katona C. Screening, detection, and management of depression in primary care attenders. I: The acceptability of the 15-Item Geriatric Depression Scale (GDS-15) and the development of short versions. Fam Pract 1994; 11: 260–266.

De Deyn PP, Rabheru K, Rasmussen A, Bocksberger JP, Dautzenberg PL, Eriksson S, Lawlor BA. A randomized trial of risperidone, placebo, and haloperidol for behavioral symptoms of dementia. Neurology 1999; 53: 946–955.

Diehl J, Kurz A. Frontotemporal dementia: patient characteristics, cognition, and behaviour. Int J Geriatr Psychiatry 2002; 17: 914–918.

–, Staehelin H, Wiltfang J, Hampel H, Calabrese P, Monsch A, Schmid R, Romero B, Schunk M, Kuhlmann HP, Wolter-Henseler D, Mauerer C, Stoppe G, Kurz A. Erkennung und Behandlung der Demenz in den deutschsprachigen Memory-Kliniken: Empfehlungen für die Praxis. Zschr Gerontol Geriatr 2003; 36: 289–296.

Doubleday EK, Snowden JS, Varma AR, Neary D. Qualitative performance characteristics differentiate dementia with Lewy bodies and Alzheimer's disease. J Neurol Neurosurg Psychiatry 2002; 72: 602–607.

Dubinsky RM, Stein AC, Lyons K. Practice parameter: risk of driving and Alzheimer's disease (evidence-based review). A report of the quality standards subcommittee of the American Academy of Neurology. Neurology 2000; 54: 2205–2211.

Dufouil C, Fuhrer R, Dartigues JF, Alpérovitch A. Longitudinal analysis of the association between depressive symptomatology and cognitive deterioration. Am J Epidemiol 1996; 144: 634–641.

Emery VO, Oxman TE. Update of the dementia spectrum of depression. Am J Psychiatry 1992; 149: 305–317.

Emre M. Dementia associated with Parkinson's disease. Lancet Neurol 2003; 2: 229–237.

Engelhart MJ, Geerlings MI, Ruitenberg A, Van Swieten JC, Hofman A, Witteman JC, Breteler MM. Diet and risk of dementia: Does fat matter?: The Rotterdam Study. Neurology 2002; 59: 1915–1921.

Farlow M. A clinical overview of cholinesterase inhibitors in Alzheimer's disease. Int Psychogeriatr 2002; 14 (Suppl 1): 93–126.

Farrer LA, Cupples A, Haines JL, Hyman B, Kukull WA, Mayeux R, Myers RH, Pericak-Vance MA, Risch N, van Duijn CM. Effects of age, sex, and ethnicity on the association between apolipoprotein E genotype and Alzheimer disease. A meta-analysis. APOE and Alzheimer Disease Meta Analysis Consortium. JAMA 1997; 278: 1349–1356.

Fehlow P. Morbus Wilson: eine unterdiagnostizierte Krankheit? Extracta Psychiatrica 1997; 11: 23–27.

Feil N. Validation. 4. Aufl. Wien: Verlag Altern und Kultur, 1992.

Feldman H, Gauthier S, Hecker J, Vellas B, Emir B, Mastey V, Subbiah P. Donepezil MSAD Study Investigators Group. Efficacy of donepezil on maintenance of activities of daily living in patients with moderate to severe Alzheimer's disease and the effect on caregiver burden. J Am Geriatr Soc 2003; 51: 737–744.

–, –, –, –, Subbiah P, Whalen E. Donepezil MSAD Study Investigators Group. A 24-week, randomized, double-blind study of donepezil in moderate to severe Alzheimer's disease. Neurology 2001; 57: 613–620.

Ferman TJ, Boeve BF, Smith GE, Silber MH, Lucas JA, Graff-Radford NR, Dickson DW, Parisi JE, Petersen RC, Ivnik RJ. Dementia with Lewy bodies may present as dementia and REM sleep behaviour disorder without Parkinsonism and hallucinations. J Int Neuropsychol Soc 2002; 8: 907–914.

Finnema E, Droes RM, Ribbe M, Van Tilburg W. The effects of emotion-oriented approaches in the care for persons suffering from dementia: a review of the literature. Int J Geriatr Psychiatry 2000; 15 (2): 141–161.

Folstein MF, Folstein SE, McHugh PR. „Mini-mental state". A practical method for grading the cognitive state of patients for the clinician. J Psychiatr Res 1975; 12: 189–198.

Forette F, Seux ML, Staessen JA, Thijs L, Birkenhager WH, Babarskiene MR, Babeanu S, Bossini A, Gil-Extremera B, Girerd X, Laks T, Lilov E, Moisseyev V, Tuomilehto J, Vanhanen H, Webster J, Yodfat Y, Fagard R. Prevention of dementia in randomised double-blind placebo-controlled Systolic Hypertension in Europe (Syst-Eur) trial. Lancet 1998; 352: 1347–1351.

Forsell Y, Jorm AF, Fratiglioni L, Grut M, Winblad B. Application of DSM-III-R criteria for major depressive episode to elderly subjects with and without dementia. Am J Psychiatry 1993; 150: 1199–1202.

Förstl H, Burns A, Luthert P, Carins N, Lantos P, Levy R. Clinical and neuropathological correlates of major depression in Alzheimer's disease. Psychol Med 1992; 22: 877–884.

–, Einhäupl KM. Diagnose und Differentialdiagnose der Demenzen. In: Beyreuther/Einhäupl/Förstl/Kurz (Hrsg.): Demenzen, 2002: 43–70.

–, Sattel H, Bahro M. Alzheimer's disease: clinical features. Int Rev Psychiatry 1993; 5: 327–349.

Foster GR, Scott DA, Payne S. The use of CT scanning in dementia. A systematic review. Intl J of Technology Assessment in Health Care 1999; 15: 406–423.

Foy A, O'Connell D, Henry D, Kelly J, Cocking S, Halliday J. Benzodiazepine use as a cause of cognitive impairment in elderly hospital inpatients. J Gerontol: Med Sci 1995; 50A: M99–M106.

Frank RA, Galasko D, Hampel H, Hardy J, de Leon MJ, Mehta PD, Rogers J, Siemers E, Trojanowski JQ. National Institute on Aging Biological Markers Working Group. Biological markers for therapeutic trials in Alzheimer's disease: proceedings of a working group: NIA initiative on neuroimaging in Alzheimer's disease. Neurobiol Aging 2003; 24: 521–536.

Franke L, Kämmer K. Pflege und Betreuung Demenzkranker. In: Wächtler (Hrsg.): Demenzen, 2003: 72–83.

Fratiglioni L, Grut M, Forsell Y. Prevalence of Alzheimer's disease and other dementias in an elderly urban population: relationship with age, sex, and education. Neurology 1991; 41: 1886–1892.

Frölich L, Sandbrink R, Hoyer S. Molekulare Pathologie. In: Beyreuther/Einhäupl/Förstl/Kurz (Hrsg.): Demenzen, 2002: 72–105.

Gallassi R, Morreale AN, Montagna P, Sacquegna T, Di Sarro R, Lugaresi E.: Binswanger's disease and normal-pressure hydrocephalus. Arch Neurol 1991; 48: 1156–1159.

Gaugler JE, Jarrott SE, Zarit SH, Stephens MA, Townsend A, Greene R. Adult day service use and reductions in caregiving hours: effects on stress and psychological well-being for dementia caregivers. Int J Geriat Psychiatry 2003; 18: 55–62.

Gely-Nargeot MC, Derouesne C, Selmes J, Groupe OPDAL. European survey on current practice and disclosure of the diagnosis of Alzheimer's disease. A study based on caregiver's report. Psychol Neuropsychiatr Vieil 2003; 1: 45–55.

Gottfries CG, Balldin J, Blennow K, Brane G, Karlsson I, Regland B, Wallin A. Hypothalamic dysfunction in dementia. J Neural Transm 1994; 43 (Suppl): 203–209.

Gräßel E. Belastung und gesundheitliche Situation der Pflegenden. Querschnittsuntersuchungen zur häuslichen Pflege bei chronischem Hilfs- und Pflegebedarf im Alter. Egelsbach: Hänsel-Hohenhausen (Deutsche Hochschulschriften; 1134), 1997.

–. Warum pflegen Angehörige? Ein Pflegemodell für die häusliche Pflege im höheren Lebensalter. Zschr Gerontopsychol & -psychiatr 2000; 13: 85–94.

–. Häusliche Pflegeskala HPS zur Erfassung der subjektiven Belastung bei betreuenden oder pflegenden Personen. Ebersberg: Vless, 2001.

Grundman M, Petersen RC, Ferris SH, Thomas RG, Aisen PS, Bennett DA, Foster NL, Jack CR Jr, Galasko DR, Doody R, Kaye J, Sano M, Mohs R, Gauthier S, Kim HT, Jin S, Schultz AN, Schafer K, Mulnard R, van Dyck CH, Mintzer J, Zamrini

EY, Cahn-Weiner D, Thal LJ. Alzheimer's Disease Cooperative Study. Mild cognitive impairment can be distinguished from Alzheimer's disease and normal aging for clinical trials. Arch Neurol 2004; 61: 59–66.

Gusella JF, MacDonald ME, Ambrose CM, Duyao MP. Molecular genetics of Huntington's disease. Arch Neurol 1993; 50: 1157–1163.

Hachinski VC, Iliff LD, Zilkha E, duBoulay GA, Marshall J, Ross Russell RW, Symon L. Cerebral blood flow in dementia. Arch Neurol 1975; 32: 632–637.

Hallauer J, Kurz A (Hrsg.): Weißbuch Alzheimer: Versorgungssituation relevanter Demenzerkrankungen in Deutschland. Stuttgart: Thieme, 2002.

–, Schons M, Smala A, Berger K. Untersuchungen von Krankheitskosten bei Patienten mit Alzheimer-Erkrankung in Deutschland. Gesundh okon Qual manag 2000; 5: 73–79.

Hamann GF, Liebetrau M. Demenz bei zerebrovaskulären Erkrankungen. In: Beyreuther/Einhäupl/Förstl/Kurz (Hrsg.): Demenzen, 2002: 211–244.

Hamilton M. Development of a rating scale for primary depressive illness. Brit J Social Psychol 1967; 6: 278–296.

Hamilton RL. Lewy bodies in Alzheimer's disease: a neuropathological review of 145 cases using alpha-synuclein immunohistochemistry. Brain Pathol 2000; 10: 378–384.

Hampel H, Mitchell A, Blennow K, Frank RA, Brettschneider S, Weller L, Möller HJ. Core biological candidates of Alzheimer's disease – perspectives for diagnosis, prediction of outcome and reflection of biological activity. J Neural Transm 2004; 111: 247–272.

Haniffa M, Lasserson T, Smith I. Interventions to improve compliance with continuous positive airway pressure for obstructive sleep apnoea. Cochrane Database Syst Rev 2004 Oct 18; 4: CD003531.

Hansen NJD. Prion diseases (transmissible spongiform encephalopathies). A review. Endoscopy 1997; 29: 584–592.

Harding AJ, Broe GA, Halliday GM. Visual hallucinations in Lewy body disease relate to Lewy Bodies in the temporal lobe. Brain 2002; 125: 391–403.

Hatch F, Maietta L. Kinaesthetics. Gesundheitsentwicklung und menschliche Funktionen. München: Urban und Fischer, 1999.

Haupt M. Psychotherapeutische und psychosoziale Maßnahmen. Psychoneuro 2004; 30: 475–480.

–, Jänner M, Stierstorfer A, Kretschmar S. Das Erscheinungsbild und die Verlaufsstabilität von nicht-kognitiven Symptommustern bei Patienten mit Alzheimerscher Krankheit. Fortschr Neurol Psychiat 1998; 66: 233–240.

–, Kurz A, Greifenhagen A. Depression in Alzheimer's disease: phenomenological features and association with severity and progression of cognitive and functional impairment. Int J Geriatr Psychiatry 1995; 10: 469–476.

Havemann-Reinecke U, Hentschel F, Ott C. Suchterkrankungen. In: Stoppe/Hentschel/Munz DL (Hrsg.): Bildgebende Verfahren in der Psychiatrie. Stuttgart: Thieme, 2000: 151–172.

Hebb AO, Cusimano MD. Idiopathic normal pressure hydrocephalus: a systematic review of diagnosis and outcome. Neurosurgery 2001; 49: 1166–1184.

Hebert R, Lindsay J, Verreault R, Rockwood K, Hill G, Dubois MF. Vascular dementia: incidence and risk factors in the Canadian study of health and aging. Stroke 2000; 31: 1487–1493.

–, Scherr PA, McCann JJ, Beckett LA, Evans DA. Is the risk of developing Alzheimer's disease greater for women than for men? Am J Epidemiol 2001; 153: 132–136.

Heeg S. Bauliches Milieu und Demenz. In: Wahl HW, Tesch-Römer C (Hrsg.): Angewandte Gerontologie in Schlüsselbegriffen. Stuttgart: Kohlhammer, 2000: 233–241.

Hegerl U, Moeller HJ. Electroencephalography as a diagnostic instrument in Alzheimer's disease: reviews and perspectives. Int Psychogeriatr 1997; 9 (Suppl 1): 237–246.

Held C, Ermini-Fünfschilling D. Das demenzgerechte Heim. Lebensraumgestaltung, Betreuung und Pflege für Menschen mit leichter, mittelschwerer und schwerer Alzheimer Krankheit. Basel: Karger, 2004.

Hellström L, Ekelund P, Milsom I, Skoog I. The influence of dementia on the prevalence of urinary and fecal incontinence in 85-year-old men and women. Arch Gerontol Geriat 1994; 19: 11–20.

Hening WA, Allen RP, Earley CJ, Picchietti DL, Silber MH, Restless Legs Syndrome Task Force of the Standards of Practice Committee of the American Academy of Sleep Medicine. An update on the dopaminergic treatment of restless legs syndrome and periodic limb movement disorder. Sleep 2004; 27: 560–583.

Heun R, Kockler M, Ptok U. Psychiatric disorders in relatives of subjects with Alzheimer's disease. No evidence for common genetic risk factors. Eur Arch Psychiatry Clin Neurosci 2002; 252: 93–97.

–, Papassotiropoulos A, Jessen F, Maier W, Breitner JC. A family study of Alzheimer disease and early- and late-onset depression in elderly patients. Arch Gen Psychiatry 2001; 58: 190–196.

Hock C. Amnestisches Syndrom. In: Gäbel W, Müller-Spahn F (Hrsg.): Diagnostik und Therapie psychischer Störungen. Stuttgart: Kohlhammer, 2002: 120–126.

Hohagen F, Rink K, Kappler C, Rink K, Weyerer S, Riemann D, Berger M. Prevalence and treatment of insomnia in general practice. A longitudinal study. Eur Arch Psychiatry Clin Neurosci 1993; 242: 329–336.

Holroyd S, Turnbull Q, Wolf M. What are patients and their families told about the diagnosis of dementia? Results of a family survey. Int J Geriatr Psychiatry 2002; 17: 218–221.

Horn R. Niedergelassene Neurologen und Psychiater. In: Hallauer/Kurz (Hrsg.): Weißbuch Alzheimer, 2002: 62–63.

Höwler E. Gerontopsychiatrische Pflege – Lehr- und Arbeitsbuch für die Altenpflege. Hagen: Brigitte Kunz, 2000.

Hughes CP, Berg L, Danziger WL, Coben LA, Martin RL. A new clinical scale for the staging of dementia. Brit J Psychiatry 1982; 140: 566–572.

Ibach B, Koch H, Koller M Workgroup for Geriatric Psychiatry of the Psychiatric State Hospitals of Germany; Hospital admission circumstances and prevalence of frontotemporal lobar degeneration: a multicenter psychiatric state hospital study in Germany. Dement Geriatr Cogn Disord 2003; 16: 253–264.

Ihl R, Grass-Kapanke B. Test zur Früherkennung von Demenzen mit Depressionsabgrenzung. Manual. Libri Books on Demand (Internet), 2000.

–, –, Lahrem P, Brinkmeyer J, Fischer S, Gaab N, Kaupmann S, Ennecke C. Entwicklung und Validierung eines Tests zur Früherkennung der Demenz mit Depressionsabgrenzung (TFDD). Fortschr Neurol Psychiatr 2000; 68: 413–422.

Ikeda M, Ishikawa T, Tanabe H. Epidemiology of frontotemporal lobar degeneration. Dement Geriatr Cogn Disord 2004; 17: 265–268.

Iliffe S, Manthorpe J, Eden A. Sooner or later? Issues in the early diagnosis of dementia in general practice: a qualitative study. Family Pract 2003; 20: 376–381.

Inouye SK. A practical program for preventing delirium in hospitalised elderly patients. Cleve Clin J Med 2004; 71: 890–896.

Iqbal K, Alonso AC, Gong CX, Khatoon S, Pei JJ, Wang JZ, Grundke-Iqbal I. Mechanisms of neurofibrillary degeneration and the formation of neurofibrillary tangles. J Neural Transm 1998; 53 (Suppl): 169–180.

Ivermeyer D, Zerfass R. Demenztests in der Praxis. München: Urban und Fischer, 2002

Jacobs DM, Sano M, Dooneief G, Marder K, Bell KL, Stern Y. Neuropsychological detection and characterization of preclinical Alzheimer's disease. Neurology 1995; 45: 957–962.

Jellinger KA. Structural basis of dementia in neurodegenerative disorders. J Neural Transm 1996; 47 (Suppl): 1–29.

Johansson K, Lundberg C. The 1994 International Consensus Conference on Dementia and Driving: A Brief Report. Swedish National Road administration. Alzheimer Dis Assoc Disord 1997; 11 (Suppl 1): 62–69.

Johnson H, Bouman WP, Pinner G. On telling the truth in Alzheimer's disease: a pilot study of current practice and attitudes. Int Psychogeriatr 2000; 12: 221–229.

Jorm AF. History of depression as a risk factor for dementia: an updated review. Aust N Z J Psychiatry 2001; 35: 776–781.

–, Van Duijn CM, Chandra V, Fratiglioni L, Graves AB, Heyman A, Kokmen E, Kondo K, Mortimer J, Rocca W. Psychiatric history and related exposures as risk factors for Alzheimer's disease: a collaborative re-analysis of case-control studies. EURODEM risk factors research group. Int J Epidemiol 1991; 20 (Suppl 2): 43–47.

Kalbe E, Kessler J, Calabrese P, Smith R, Passmore AP, Brand M, Bullock R. DemTect: a new, sensitive cognitive screening test to support the diagnosis of mild cognitive impairment and early dementia. Int J Geriatr Psychiatry 2004; 19: 136–143.

Kalra S, Bergeron C, Lang AE. Lewy body disease and dementia. Arch Intern Med 1996; 156: 487–493.

Karlsson S, Bucht G, Sandman PO. Physical restraints in geriatric care. Knowledge, attitudes and use. Scand J Caring Sci 1998; 12: 48–56.

Kemp NM, Brodaty H, Pond D, Luscombe G. Diagnosing dementia in primary care: the accuracy of informant reports. Alzheimer Dis Assoc Disord 2002; 16: 171–176.

Kessler J, Calabrese P, Kalbe E, Berger F. DemTect – ein neues Screening-Verfahren zur Unterstützung der Demenzdiagnostik. Psycho 2000; 26: 343–347.

–, Kalbe E. Written numeral transcoding in patients with Alzheimer's disease. Cortex 1996; 32: 73–77.

Kim SYH, Karlawish JHT, Caine ED. Current State of Research on Decision-Making Competence of Cognitively Impaired Elderly Persons. Am J Geriatr Psychiatry 2002; 10: 151–165.

Kitwood T. Demenz: der personenzentrierte Umgang mit verwirrten Menschen. Bern/Göttingen/Toronto/Seattle: Huber, 2000.

Klingenberg A, Szecsenyi J. Unterstützungsbedarf von pflegenden Angehörigen. Befragungsergebnisse von Familien Demenzkranker in einer ländlichen Region bei Bremen. Z Allg Med 1999; 75: 1113–1118.

Knafelc R, Lo Giudice D, Harrigan S, Cook R, Flicker L, Mackinnon A, Ames D. The combination of cognitive testing and an informant questionnaire in screening for dementia. Age Ageing 2003; 32: 541–547.

Knecht S, Berger K. Einfluss vaskulärer Faktoren auf die Entwicklung einer Demenz. Dtsch Ärztebl 2004; 101: A2185–2189.

Knopman DS, Parisi JE, Boeve BF, Cha RH, Apaydin H, Salviati A, Edland SD, Rocca WA. Vascular dementia in a population-based autopsy study. Arch Neurol 2003; 60: 569–575.

Kotila M, Numminen H, Waltimo O, Kaste M. Poststroke depression and functional recovery in a population-based stroke register. Eur J Neurol 1999; 6: 309–312.

Kranzhoff EU, Hirsch RD. Die Fixierungs-Kontroverse in der Gerontopsychiatrie. Eine gezielte Untersuchung von Faktoren, die den Einsatz beeinflussen. Z Gerontol Geriatr 1997; 30: 321–326.

Kunz R. Palliative Medizin für ältere Menschen. Schweiz Med Forum 2002; 5: 100–105.

Kurz A. Klinik der Alzheimer-Demenz. In: Beyreuther/Einhäupl/Förstl/Kurz (Hrsg.): Demenzen, 2002: 168–186.

–, Diehl J, Riemenschneider M, Perneczky R, Lautenschlager N. Leichte kognitive Beeinträchtigung. Fragen zur Definition, Diagnose, Prognose und Therapie. Nervenarzt 2004; 75: 6–15.

Langner C, Denk H. Wilson disease. Virchows Arch 2004; 445: 111–118

Lautenschlager NT, Cupples LA, Rao VS, Auerbach SA, Becker R, Burke J, Chui H, Duara R, Foley EJ, Glatt SL, Green RC, Jones R, Karlinsky H, Kukull WA, Kurz A, Larson EB, Martelli K, Sadovnick AD, Volicer L, Waring SC, Growdon JH, Farrer LA. Risk of dementia among relatives of Alzheimer's disease patients in the MIRAGE study: What is in store for the oldest old? Neurology 1996; 46: 641–650.

Lawton MP, Brody EM. Assessment of older people: self-maintaining and instrumental activities of daily living. Gerontologist 1969; 9: 179–186

Leipzig RM, Cummings RG, Tinetti ME. Drugs and falls in older people: a systematic review and meta-analysis: I. Psychotropic drugs. J Am Geriatr Soc 1999; 47: 30–39.

Lesser IM, Mena I, Boone KB, Miller BL, Mehringer CM, Wohl M. Reduction of cerebral blood flow in older depressed patients. Arch Gen Psychiatry 1994; 51: 677–686.

Leys D, Kwiecinski H, Bogousslavsky J, Bath P, Brainin M, Diener HC, Kaste M, Sivenius J, Hennerici MG, Hacke W. Prevention. European Stroke Initiative. Cerebrovasc Dis 2004; 17 (Suppl 2): 15–29.

Lindsay J, Laurin D, Verreault R, Hebert R, Helliwell B, Hill GB, McDowell I. Risk factors for Alzheimer's disease: a prospective analysis from the Canadian Study of Health and Aging. Am J Epidemiol 2002; 156: 445–453.

Linn RT, Wolf PA, Bachman DL, Knoefel JE, Cobb

JL, Belanger AJ, Kaplan EF, D'Agostino RB. The „preclinical phase" of probable Alzheimer's disease. A 13-year prospective study of the Framingham cohort. Arch Neurol 1995; 52: 485–490.

Löppönen M, Raiha I, Isoaho R, Vahlberg T, Kivela SL. Diagnosing cognitive impairment and dementia in primary health care – a more active approach is needed. Age Ageing 2003; 32: 606–612.

Löser AP. Pflegekonzepte nach Monika Krohwinkel. 2. Aufl. pflege kolleg, 2003.

Lotze J, Koller M. Empfehlungen für die Anordnung von Fixierung von älteren Patientinnen und Patienten in Kliniken. Spektrum 1996; 25: 37–38.

Lou MF. The use of music to decrease agitated behaviour of the demented elderly: the state of the science. Scand J Caring Sci 2001; 15: 165–173.

Lützau-Hohlbein H v. Was wünschen sich Demenz-PatientInnen und ihre Angehörigen von den Ärzten? Psychoneuro 2004; 30: 509–511.

Lyketsos CG, Lopez O, Jones B, Fitzpatrick AL, Breitner J, DeKosky S. Prevalence of neuropsychiatric symptoms in dementia and mild cognitive impairment. Results from the cardiovascular health study. J Am Med Assoc 2002; 288: 1475–1483.

Maciejewski B, Sowinski C, Besselmann K, Rückert W. Qualitätshandbuch Leben mit Demenz. Zugänge finden und erhalten in der Förderung, Pflege und Begleitung von Menschen mit Demenz und psychischen Veränderungen. Kuratorium Deutsche Altershilfe, 2001.

Mackinnon A, Khalilian A, Jorm AF, Korten AE, Christensen H, Mulligan R. Improving screening accuracy for dementia in a community sample by augmenting cognitive testing with informant report. J Clin Epidemiol 2003; 56 (4): 358–366.

Mahoney FJ, Barthel DW. Functional evaluation: the Barthel Index. Md State Med J 1965; 14: 56–61.

Manson JE, Hsia J, Johnson KC et al. Estrogen plus Progestin and the Risk of Coronary Heart Disease. N Engl J Med 2003; 349 (6): 523–534.

Marzanski M. Would you like to know what is wrong with your? On telling the truth to patients with dementia. Journal of Medical Ethics 2000; 26: 108–113.

Mayer KU, Baltes PB. Die Berliner Altersstudie. Berlin: Akademie Verlag, 1996.

Mayeux R. Epidemiology of Neurodegeneration. Annu Rev Neurosci 2003; 26: 81–104.

–, Sano M. Treatment of Alzheimer's disease. N Engl J Med 1999; 341 (22): 1670–1679.

McCurry SM, Gibbons LE, Logsdon RG, Vitiello M, Teri L. Training caregivers to change the sleep hygiene practices of patients with dementia: the NITE-AD project. J Am Geriatr Soc 2001; 51: 1455–1460.

McDonald WM, Richard IH, DeLong MR. Prevalence, etiology, and treatment of depression in Parkinson's disease. Biol Psychiatry 2003; 54: 363–375.

McKeith IG, Fairbairn AF, Bothwell RA et al. Validity and inter-rater reliability of clinical diagnostic criteria for senile dementia of Lewy body type. Neurology 1994; 44: 872–877.

–, Galasko D, Kosaka K, Perry EK, Dickson DW, Hansen LA, Salmon DP, Lowe J, Mirra SS, Byrne EJ, Lennox G, Quinn NP, Edwardson JA, Ince PG, Bergeron C, Burns A, Miller BL, Lovestone S, Collerton D, Jansen EN, Ballard C, de Vos RA, Wilcock GK, Jellinger KA, Perry RH. Consensus guidelines for the clinical and pathologic diagnosis of dementia with Lewy bodies (DLB): report of the consortium on DLB international workshop. Neurology 1996; 47: 1113–1124.

–, Mintzer J, Aarsland D, Burn D, Chiu H, Cohen-Mansfield J, Dickson D, Dubois B, Duda JE, Feldman H, Gauthier S, Halliday G, Lawlor B, Lippa C, Lopez OL, Carlos Machado J, O'Brien J, Playfer J, Reid W. International Psychogeriatric Association Expert Meeting on DLB. Lancet Neurol 2004; 3: 19–28.

McKhann G, Drachmann D, Folstein M, Katzman R, Price D, Stadlan EM. Clinical diagnosis of Alzheimer's disease: Report of the NINCDS-ADRDA work group under the auspices of Department of Health and Human Services Task Force on Alzheimer's disease. Neurology 1984; 34: 939–944.

Merriam AE, Aronson MK, Gaston P, Wey SL, Katz I. The psychiatric symptoms of Alzheimer's disease. J Am Geriatr Soc 1988; 36: 7–12.

Migliorelli R, Teson A, Sabe L, Petracchi M, Leiguarda R, Starkstein SE. Prevalence and correlates of dysthymia and major depression among patients with Alzheimer's disease. Am J Psychiatry 1995; 152: 37–44.

Mittelman MS, Ferris SH, Shulman E, Steinberg G, Levin B. A family intervention to delay nursing home placement of patients with Alzheimer disease. A randomized controlled trial. J Am Med Assoc 1996; 276: 1725–1731.

Mohs R, Knopman D, Petersen RC, Ferris SH, Ernesto C, Grundman M, Sano M, Bieliauskas L, Geldmacher D, Clark C, Thal LJ. Development of cognitive instruments for use in clinical trials of antidementia drugs: additions to the Alzheimer's Disease Assessment Scale that broden its scope. Alzheimer Dis Assoc Disord 1997; 11 (Suppl 2): S13–S21.

Moorhead SR, Young AH. Evidence for a late onset bipolar-I disorder sub-group from 50 years. J Affect Disord 2003; 73: 271–277.

Morris J. The CDR: current version and scoring rules. Neurology 1993; 43: 2412–2414.

Morris JC, Edland S, Clark C, Galasko D, Koss E, Mohs R, van Belle G, Fillenbaum G, Heyman A. The consortium to establish a registry for Alzheimer's disease (CERAD). Part IV. Rates of cognitive change in the longitudinal assessment of probable Alzheimer's disease. Neurology 1993; 43: 2457–2465.

Morris RG. Working memory in Alzheimer type dementia. Neuropsychology 1994; 8: 544–554.

Mortimer JA, van Duijn CM, Chandra V, Fratiglioni L, Graves AB, Heyman A, Jorm AF, Kokmen E, Kondo K, Rocca WA. EURODEM Risk Factors Research Group. Head trauma as a risk factor for Alzheimer's disease: a collaborative re-analysis of case-control studies. Int J Epidemiol 1991; 20: 28–35.

Müller U, Wolf H, Kiefer M, Gertz HJ. Nationale und internationale Demenz-Leitlinien im Vergleich. Fortschr Neurol Psychiat 2003; 71: 285–295.

Neal M, Briggs M. Validation therapy for dementia. The Cochrane Database of Syst Rev 2003; 3: CD001394. DOI: 10.1002/14651858.CD001394.

Neuropathology Group of the Medical Research Council Cognitive Function and Ageing Study (MRC CFAS): Pathological correlates of late onset dementia in a multicentre, community-based population in England and Wales. Lancet 2001; 357: 169–175.

Nilsson-Ehle H. Age-related changes in cobalamin (Vitamin B12) handling. Implications for therapy. Drugs & Aging 1998; 12: 277–292.

Nishiwaka Y, Breeze E, Smeeth L, Bulpitt CJ, Peters R, Fletcher AE. Validity of the clock-drawing test as a screening tool for cognitive impairment in the elderly. Am J Epidemiol 2004; 160: 797–807.

O'Brien JT, Erkinjuntti T, Reisberg B, Roman G, Sawada T, Pantoni L, Bowler JV, Ballard C, DeCarli C, Gorelick PB, Rockwood K, Burns A, Gauthier S, DeKosky ST. Vascular cognitive impairment. Lancet Neurol 2003; 2: 89–98.

Olafsdottir M, Foldevi M, Marcusson J. Dementia in primary care: why the low detection rate? Scand J Prim Health Care. 2001; 19: 194–198.

Olin J, Schneider L. Galantamine for Alzheimer's disease (Cochrane Review). In: The Cochrane Library, Issue 3. Oxford: Update Software, 2003.

Oslin DW, Atkinson RM, Smith DM, Hendrie H. Alcohol related dementia: Proposed clinical criteria. Int J Geriatr Psychiatry 1998; 13: 203–212.

–, Cary MS. Alcohol-related dementia: validation of diagnostic criteria. Am J Geriatr Psychiatry 2003; 11: 441–447.

Oswald WD, Hagen B, Rupprecht R. Nichtmedikamentöse Therapie und die Prävention der Alzheimer Krankheit. Z Gerontol Geriatr 2001; 34: 116–121.

Ott A, Stolk RP, van Harskamp F, Pols HA, Hofman A, Breteler MM. Diabetes mellitus and the risk of dementia: The Rotterdam Study. Neurology 1999; 53: 1937–1942.

Otto W, Zerr I, Wiltfang J. Laborchemische Verfahren in der Differentialdiagnose der Creutzfeldt-Jakob-Krankheit. Dt Ärztebl 1999; 96: A-3097–A-3102.

Palmer L, Abrams F, Carter D, Schluter WW. Reducing inappropriate restraint use in Colorado's long-term care facilities. Jt Comm J Qual Improv 1999; 25: 78–94.

Petersen RC, Doody R, Kurz A, Mohs RC, Morris JC, Rabins PV, Ritchie K, Rossor M, Thal L, Winblad B. Current concepts in mild cognitive impairment. Arch Neurol 2001; 58: 1985–1992.

Peyser CE, Folstein SE. Huntington's disease as a model for mood disorders: clues from neuropathology and neurochemistry. Mol Chem Neuropathol 1990; 12: 99–119.

Pohjasvaara T, Erkinjuntti T, Vataja R, Kaste M. Comparison of stroke features and disability in daily life in patients with ischemic stroke aged 55 to 70 and 71 to 85 years. Stroke 1997; 28: 729–735.

Priller J, Meierkord H. Chorea Huntington. In: Beyreuther/Einhäupl/Förstl/Kurz (Hrsg.): Demenzen, 2002: 289–303.

Prins ND, Den Heijer T, Hofman A, Koudstaal PJ, Jolles J, Clarke R, Breteler MM. Rotterdam Scan Study. Homocysteine and cognitive function in the elderly: the Rotterdam Scan Study. Neurology 2002; 59: 1375–1380.

Quayhagen MP, Quayhagen M, Corbeil RR, Hendrix RC, Jackson JE, Snyder L, Bower D. Coping with dementia: evaluation of four nonpharmacological interventions. Int Psychogeriatr 2000; 12: 249–265.

Radloff LS. The CES-D scale: a self-report depression scale for research in the general population. Appl Psychol Meas 1977; 1: 385–401.

Rahkonen T, Eloniemi-Sulkava U, Rissanen S, Vatanen A, Viramo P, Sulkava R. Dementia with Lewy bodies according to the consensus criteria in general population aged 75 years or older. J Neurol Neurosurg Psychiatry 2003; 74: 720–724.

–, Luukkainen-Markkula R, Paanila S, Sivenius J, Sulkava R. Delirium episode as a sign of undetected dementia among community dwelling elderly subjects: a 2 year follow up study. J Neurol Neurosurg Psychiatry 2000; 69: 519–521.

Rainer M, Jungwirth S, Krüger-Rainer C, Croy A, Gatterer G, Haushofer M. Pflegende Angehörige von Demenzerkrankten: Belastungsfaktoren und deren Auswirkung. Psychiat Prax 2002; 29: 142–147.

Rampello L, Cerasa S, Alvano A, Butta V, Raffaele R, Vecchio I, Cavallaro T, Cimino E, Incognito T, Nicoletti F. Dementia with Lewy bodies: a review. Arch Gerontol Geriatr 2004; 39: 1–14.

Reisberg B, Borenstein J, Salob SP, Ferris SH, Franssen E, Georgotas A. Behavioral symptoms in Alzheimer's disease: phenomenology and treatment. J Clin Psychiatry 1987; 48 (Suppl): 9–15.

–, Ferris SH, de Leon MJ, Crook T. The Global Deterioration Scale (GDS) for assessment of primary degenerative dementia. Am J Psychiatry 1982; 139: 1136–1139.

Rizzo M, McGehee DV, Dawson JD, Anderson SM. Simulated car crashes at intersections in drivers with Alzheimer disease. Alzheimer Dis Assoc Disord 2001; 15: 10–20.

Roman GC, Erkinjuntti T, Wallin A, Pantoni L, Chui HC. Subcortical ischaemic vascular dementia. Lancet Neurol 2002; 1: 426–436.

–, Tatemichi TK, Erkinjuntti T, Cummings JL, Masdeu JC, Garcia JH, Amaducci L, Orgogozo JM, Brun A, Hofman A. Vascular dementia: diagnostic criteria for research studies: report of the NINDS-AIREN International Workshop. Neurology 1993; 43: 250–260.

Romero B. Selbsterhaltungstherapie: Konzept, klinische Praxis und bisherige Ergebnisse. Zschr Gerontopsychol & -psychiat 2004; 17: 119–134.

Rosen WG, Mohs RC, Davis KL. A new rating scale for Alzheimer's disease. Am J Psychiatry 1984; 141: 1356–1364.

–, Terry RD, Fuld PA, Katzman R, Peck A. Pathological verification of ischemic score in differentiation of dementias. Ann Neurol 1979; 7: 486–488.

Rossor MN. Dementia and driving: European national guidelines. EFNS Scientist panel on dementia. Eur J Neurol 2000; 7: 133–144.

Roth M, Huppert FA, Mountjoy CQ, Tym E. The Revised Cambridge Examination for Mental Disorders of the Elderly. 2nd Ed. Cambridge: Cambridge University Press, 1999.

–, Tym E, Mountjoy CQ, Huppert FA, Hendrie H, Verma S, Goddard R. CAMDEX: A standardized instrument for the diagnosis of mental disorders in the elderly with special reference to the early detection of dementia. Brit J Psychiatry 1986; 149: 698–709.

Rovner BW, Edelman BA, Cox MP, Shmuely Y. The impact of antipsychotic drug regulations on psychotropic prescribing practices in nursing homes. Am J Psychiatry 1992; 149: 1390–1392.

Ruitenberg A, Skoog I, Ott A, Aevarsson O, Witteman JC, Lernfelt B, van Harskamp F, Hofman A, Breteler MM. Blood pressure and risk of dementia: results from the Rotterdam study and the Gothenburg H-70 Study. Dement Geriatr Cogn Disord 2001; 12: 33–39.

Sandholzer H, Hellenbrand W, Renteln-Kruse W v., Van Weel C, Walker P. STEP – europäische Leitlinie für das standardisierte evidenzbasierte präventive Assessment älterer Menschen in der medizinischen Primärversorgung. Dtsch Med Wschr 2004; 129: 183–226.

Scarmeas N, Zarahn E, Anderson KE, Habeck CG, Hilton J, Flynn J, Marder KS, Bell KL, Sackeim HA, Van Heertum RL, Moeller JR, Stern Y. Association of life activities with cerebral blood flow in Alzheimer disease: implications for the cognitive reserve hypothesis. Arch Neurol 2003; 60: 359–365.

Schröder SG. Psychopathologie der Alzheimer-Demenz. In: Calabrese P, Förstl H (Hrsg.): Psychopathologie und Neuropsychologie der Demenzen. Lengerich: Pabst Science Publishers, 2000; 51–67.

Schultz-Lampel D. Blasendysfunktion bei Demenz und M. Alzheimer. Der Urologe (A) 2003; 42: 1579–1587.

Semla TP, Palla K, Poddig B, Brauner J. Effect of the Omnibus Reconciliation Act 1987 on antipsychotic prescribing in nursing home residents. J Am Geriatr Soc 1994; 42: 648–652.

Seshadri S, Beiser A, Selhub J, Jacques PF, Rosenberg IH, D'Agostino RB, Wilson PW, Wolf PA. Plasma homocysteine as a risk factor for dementia and Alzheimer disease. New Engl J Med 2002; 346: 476–483.

Sesso HD, Kawachi I, Vokonas PS, Sparrow D. Depression and the risk of coronary heart disease in the Normative Aging Study. Am J Cardiol 1998; 82: 851–856.

Shulman K, Gold D, Cohen C et al. Clock-drawing and dementia in the community: a longitudinal study. Int J Geriatr Psychiatry 1993; 8: 487–496.

Shumaker SA, Legault C, Kuller L, Rapp SR, Thal L, Lane DS, Fillit H, Stefanick ML, Hendrix SL, Lewis CE, Masaki K, Coker LH. Women's Health Initiative Memory Study. Conjugated equine estrogens and incidence of probable dementia and mild cognitive impairment in postmenopausal women: Women's Health Initiative Memory Study. JAMA 2004; 291: 2947–2958.

Silverman DHS, Small GW, Chang CY, Lu CS, Kung De Aburto MA, Chen W, Czernin J, Rapoport SI, Pietrini P, Alexander GE, Schapiro MB, Jagust WJ, Hoffman JM, Welsh-Bohmer KA, Alavi A,

Clark CM, Salmon E, de Leon MJ, Mielke R, Cummings JL, Kowell AP, Gambhir SS, Hoh CK, Phelps ME. Positron emission tomography in evaluation of dementia. Regional brain metabolism and long-term outcome. J Am Med Assoc 2001; 286: 2120–2127.

Skoog I. Status of risk factors for vascular dementia. Neuroepidemiology 1998; 17: 2–9.

Snowdon D. Healthy Aging and dementia: Findings from the Nun Study. Ann Intern Med 2003; 139: 450–454.

Sotrel A, Paskevich PA, Kiely DK, Bird ED, Williams RS, Myers RH. Morphometric analysis of the prefrontal cortex in Huntington's disease. Neurology 1991; 41: 1117–1123.

Spear Bassett S. Attention: Neuropsychological Predictor of Competency in Alzheimer's Disease. J Geriatr Psychiatry Neurol 1999; 12: 200–205.

Spector A, Orrell M, Davies S, Woods B. Reality orientation for dementia. Cochrane Database Syst Rev 2000; 3: Art. No.: CD00119. DOI: 10.1002/14651858. CD001119

Spiegel R, Brunner Ch, Ermini-Fünfschilling D, Monsch AU, Notter M, Puxty J, Tremmel L. A new behavioral assessment scale for geriatric out- and in-patients: the NOSGER. J Am Geriatr Soc 1991; 39: 339–347.

Spillantini MG, Schmidt ML, Lee VM, Trojanowski JY, Jake R, Goedert M. Alpha-synuclein in Lewy bodies. Nature 1997; 388: 839–840.

Spintge R. Musik und Anästhesie in der Schmerztherapie. Anasthesiol Intensivmed Notfallmed Schmerzther 2000; 35: 254–261.

Staedt J. Schlafstörungen bei Demenzen. psychoneuro 2004; 30: 497–502.

–, Stoppe G, Kögler A, Munz DL, Hajak G, Staedt U. Nächtliches Myoklonie Syndrom (NMS)und Restless Legs Syndrom (RLS). Fortschr Neurol Psychiatrie 1994; 62: 88–93.

Stoppe G. Depressionen bei Alzheimer Demenz. In: Förstl H, Calabrese P (Hrsg.): Psychopathologie und Neuropsychologie der Demenz. Lengerich: Pabst, 2000.

–. Gedächtnissprechstunden/Memory-Kliniken. In: Hallauer/Kurz (Hrsg.): Weißbuch Alzheimer, 2002a: 85–86.

–. Kapazität und Aufgabe fachärztlicher Versorgung. In: Hallauer/Kurz (Hrsg.): Weißbuch Alzheimer, 2002b: 59–61.

–. Diagnose und Differentialdiagnose der Demenzerkrankungen. In: Wächtler (Hrsg.): Demenzen, 2003a: 24–50.

–. Probleme der Fixierung in der Gerontopsychiatrie. In: Saternus K-S, Kernbach-Wighton G (Hrsg.): Fixierung erregter Personen. Todesfälle in Klinik und Gewahrsam. Research in Legal Medicine, Vol. 28. Lübeck: Schmidt-Römhild, 2003b: 77–87.

–, Bergmann F, Bohlken J, Damerau-Dambrowski V v. d., Roth-Sackenheim C, Wächtler C. Ein Vorschlag zur Gestaltung der Schnittstelle zwischen Hausärzten und Ärzten für Psychiatrie und Neurologie in Deutschland – Ambulante Versorgung von Demenzkranken. psychoneuro 2004; 30: 489–496.

–, Brandt C, Staedt J. Behavioural problems associated with dementia: the role of newer antipsychotics. Drugs & Aging 1999a; 14: 41–54.

–, Bruhn H, Finkenstaedt M, Meller J, Becker W. Hirnleistungsstörungen und Demenzen. In: Stoppe/Hentschel/Munz D (Hrsg.): Bildgebende Verfahren in der Psychiatrie. Stuttgart: Thieme, 2000: 70–105.

–, Geilfuß P. Entlastung der Angehörigen von Demenzkranken durch ehrenamtliche Helfer. psychoneuro 2004; 30: 505–508.

–, Koller M, Hornig C, Lund I, Sandholzer H, Staedt J. Gerontopsychiatrische Behandlung im Vergleich zwischen integrierter Versorgung an einer Universität und separierter Versorgung an einem Landeskrankenhaus. I. Patientencharakteristik. Psychiat Prax 1999b; 26: 277–282.

–, Otto A, Koller M, Staedt J. Verlaufsuntersuchung zur gerontopsychiatrischen Behandlung im Vergleich zwischen integrierter Versorgung an einer Universität und separierter Versorgung an einem Landeskrankenhaus. I. Patientencharakteristik. Psychiat Prax 2005; 32: 239–244.

–, Staedt J. Die frühe diagnostische Differenzierung primär dementer von primär depressiven Syndromen im Alter – ein Beitrag zur Pseudodemenzdiskussion. Fortschr Neurol Psychiat 1993; 61: 172–182.

–, –. Psychopharmakotherapie von Verhaltensstörungen bei Demenzkranken. Z Gerontol Geriat 1999; 32: 153–158.

–, –. Potentiell behebbare Demenzen. In: Beyreu-ther/Einhäupl/Förstl/Kurz (Hrsg.): Demenzen, 2002: 413–436.

–, –. Geriatric consultation-liaison psychiatry in Germany. Adv Psychosom Med 2004; 26: 66–73.

–, –, Knehans A, Rüther E. Schlaf im Alter. Dtsch Med Wschr 1992; 35: 1326–1332.

–, Vedder H. Die Rolle der Östrogene in der Prävention und Therapie von Demenzen. Reproduktionsmedizin 2000; 16: 310–318.

Street JS, Clark WS, Gannon KS, Cummings JL, Bymaster FP, Tamura RN, Mitan SJ, Kadam DL, Sanger TM, Feldman PD, Tollefson GD, Breier A. Olanzapine treatment of psychotic and behavioral symptoms in patients with Alzheimer disease in nursing care facilities: a double-blind, randomized, placebo-controlled trial. The HGEU Study Group. Arch Gen Psychiatry 2000; 57: 968–976.

Sunderland T, Alterman IS, Yount D, Hill JL, Tariot PN, Newhouse PA. A new scale for the assessment of depressed mood in demented patients. Am J Psychiatry 1988; 148: 955–999.

–, Hill JL, Mellow AM, Lawlor BA, Gundersheimer J, Newhouse PA, Grafman JH. Clock Drawing in Alzheimer's disease. A novel measure of dementia severity. J Am Geriatr Soc 1989; 37: 725–729.

–, Linker G, Mirza N, Putnam KT, Friedman DL, Kimmel LH, Bergeson J, Manetti GJ, Zimmermann M, Tang B, Bartko JJ, Cohen RM. Decreased β-amyloid1-42 and increased tau-levels in cerebrospinal fluid of patients with Alzheimer disease. J Am Med Ass 2003; 289: 2094–2103.

Tariot PN, Farlow MR, Grossberg GT, Graham SM, McDonald S, Gergel I; Memantine Study Group. Memantine treatment in patients with moderate to severe Alzheimer disease already receiving donepezil: a randomized controlled trial. JAMA 2004; 291: 317–324.

Tarter R, Edwards K. Neuropsychology of alcoholism. In: Tarter R, VanThiel D (Hrsg.): Alcohol and the Brain. New York: Plenum Press, 1985; 217–242.

Teri L, Logsdon RG, McCurry SM. Nonpharmacologic treatment of behavioral disturbance in dementia. Med Clin North Am 2002; 86: 641–656.

Thalmann B, Monsch AU, Schneitter M, Bernasconi F, Aebi C, Camachova-Davet Z, Stähelin HB.

The CERAD neuropsychological assessment battery (CERAD-NAB) – A minimal dataset as a common tool for German-speaking Europe. Neurobiol Aging 2000; 21: 30.

–, Spiegel R, Staehelin HB, Brubacher D, Ermini-Fünfschilling D, Bläsi S, Monsch U. Dementia screening in general practice: optimised scoring for the Clock Drawing Test. Brain Aging 2002; 2: 36–43

The Lund and Manchester Group. Clinical and neuropathological criteria for frontotemporal dementia. J Neurol Neurosurg Psychiatry 1994; 57: 416–418.

Thom DH. Variation in estimates of urinary incontinence prevalence in the community: effects of differences in definition, population characteristics and study type. J Am Geriatr Soc 1998; 46: 473–480.

Thorgrimsen L, Spector A, Wiles A, Orrell M. Aroma therapy for dementia. Cochrane Database of Syst Rev 2003; 3: CD003150. DOI: 10.1002/14651858.CD003150.

Tiemeier H. Biological risk factors for late life depression. Eur J Epidemiol 2003; 18: 745–750.

Tractenberg RE, Singer CM, Cummings JL, Thal LJ. The sleep disorders inventory: an instrument for studies of sleep disturbance in persons with alzheimers disease. J Sleep Res 2003; 12: 331–337.

Trinh NH, Hoblyn J, Mohanty S, Yaffe K. Efficacy of cholinesterase inhibitors in the treatment of neuropsychiatric symptoms and functional impairment in Alzheimer disease: a meta-analysis. J Am Med Ass 2003; 289: 210–216.

Turner S, Iliffe S, Downs M, Wilcock J, Bryans M, Levin E, Keady J, O'Carroll R. General practitioners' knowledge, confidence and attitudes in diagnosis and management of dementia. Age Ageing 2004; 33: 461–467.

van der Mast RC: Pathophysiology of delirium. J Geriatr Psychiatry Neurol 1998; 11: 138–145.

van Everbroeck B, Dobbeleir I, De Waele M, De Deyn P, Martin JJ, Cras P. Differential diagnosis of 201 possible Creutzfeldt-Jakob disease patients. J Neurol 2004; 251: 298–304.

Verhey FRJ, Houx P, van Lang N, Huppert FA, Stoppe G, Saerens J, Böhm P, de Vreese L, Hellström P, De Deyn P, Neri M, Peña-Casanova J,

Wallin A, Bollen W, Middelkoop H, Nargeot C, Puel M, Jolles J. Cross-national comparison and validation of the Alzheimer's disease assessment scale. Results from the European Harmonization Project for Instruments in Dementia. Int J Geriatr Psychiatry 2004; 19: 41–50.

–, Huppert FA, Korten ECCM, Houx P, de Vugt M, van Lang N, De Deyn PP, Saerens J, Neri M, de Vreese L, Peña-Casanova J, Böhm P, Stoppe G, Fleischmann U, Wallin A, Hellstroem P, Middelkoop P, Bollen W, Klinkenberg EL, Derix MMA, Jolles J: Cross-national comparisons of the Cambridge Cognitive Examination-Revised: the CAMCOG-R. Age & Ageing 2003; 32: 534–540.

Vermeer SE, Prins ND, Hejier T den, Hofman A, Koudstaal PJ, Bretelen NM. Silent brain infarcts and the risk of dementia and cognitive decline. N Engl J Med 2003; 348: 1215–1222.

Vink AC, Birks JS, Bruinsma MS, Scholten RJS. Music therapy for people with dementia. Cochrane Database of Syst Rev 2003; 4: CD003477. DOI: 10.1002/14651858.CD003477.pub2.

Vinkers DJ, Gusseklo J, Stek ML, Westendorp RGJ, van der Mast RC. Temporal relation between depression and cognitive impairment in old age: prospective population based study. Br Med J 2004; 329: 881–883.

Visser PJ, Verhey FRJ, Roozendaal N, Kessel P, Ponds RWHM, Jolles J. Predicting Alzheimer's disease in cognitive impaired elderly: effects of depressed mood. Neurobiol Aging 1998; 18: (abstract).

Voisin T, Touchon J, Vellas B. Mild cognitive impairment: a nosological entity? Curr Opin Neurol 2003 Dec; 16 (Suppl 2): 43–45.

Volkert D. Leitlinie enterale Ernährung in der Geriatrie und geriatrisch-neurologische Rehabilitation der Deutschen Gesellschaft für Ernährungsmedizin und der Deutschen Gesellschaft für Geriatrie e.V. Aktuel Ernähr Med 2004; 29: 1–28.

Wächtler C (Hrsg.): Demenzen. 2. Aufl. Stuttgart/New York: Thieme, 2003.

Wancata J, Musalek M, Alexandrowicz R, Krautgartner M. Number of dementia sufferers in Europe between the years 2000 and 2050. Eur Psychiatry 2003; 18: 306–313.

Weih M, Muller-Nordhorn J, Amberger N, Masur F,

Lurtzing F, Dreier JP, Hetzel A. Risk in ischemic stroke-review of evidence in primary prevention. Nervenarzt 2004; 75: 324–335.

Werth E, Savaskan E, Knoblauch V, Gasio PF, van Someren EJ, Hock C, Wirz-Justice A. Decline in long-term circadian rest-activity cycle organization in a patient with dementia. J Geriatr Psychiatry Neurol 2002; 15: 55–59.

Weyerer S, Hönig T, Schäufele M, Zimber A. Demenzkranke in Einrichtungen der voll- und teilstationären Altenhilfe. Epidemiologische Forschungsergebnisse. In: Sozialministerium Baden-Württemberg (Hrsg.): Weiterentwicklung der Versorgungskonzepte für Demenzerkrankte in (teil-)stationären Altenhilfeeinrichtungen. Stuttgart, 2000: 1–58.

WHO – World Health Organization. Tenth Revision of the International Classification of diseases, Chapter V (F): Mental and Behavioural Disorders (including disorders of psychological development). Clinical Descriptions and Diagnostic guidelines. Geneva: WHO, 1991.

Wiedemann A, Füsgen I: Pharmakodynamik, Pharmakokinetik und Interaktionen der Anticholinergika in der Behandlung der Dranginkontinenz. Euro J Geriat 2003; 5: 105–156.

Williams PS, Rands G, Orrel M, Spector A. Aspirin for vascular dementia (Cochrane Review). In: The Cochrane Library, Issue 3. Oxford: Update Software, 2003.

Wimo A, Wetterholm A-L, Mastey V, Winblad B. Evaluation of the health care resource utilization and caregiver time in anti-dementia drug trials – a quantitative battery. In: Wimo A, Karlsson G, Winblad B (Eds.): Health Economics of Dementia. Chichester, UK: John Wiley & Sons Ltd., 1998: 465–493.

Winterstein P. Demenzen – rechtliche Aspekte. In: Wächtler (Hrsg.): Demenzen, 2003: 116–134.

Woerner MG, Alvir JM, Saltz BL, Lieberman JA, Kane JM. Prospective study of tardive dyskinesia in the elderly: rates and risk factors. Am J Psychiatry 1998; 155: 1521–1528.

Wojnar J. Gewalt im Altenpflegeheim. In: Hirsch RD, Kranzhoff EU (Hrsg.): Prävention von Gewalt gegen alte Menschen: im häuslichen Bereich und in Einrichtungen. Bonner Schriftenreihe „Gewalt im Alter", Bd 3. Bornheim-Sechtem: Chudeck-Druck, 1999: 81–89.

Wolf H, Ecke GM, Bettin S, Dietrich J, Gertz HJ. Do white matter changes contribute to the subsequent development of dementia in patients with mild cognitive impairment? A longitudial study. Int J Geriat Psychiatry 2000; 15: 803–812.

–, Gertz HJ. Vaskuläre Demenzen – Diagnostik, Prävention und Therapie. Psychiat Prax 2004; 31: 330–338.

Wood NW: Genetic risk factors in Parkinson's disease. Ann Neurol 1998; 44 (Suppl 1): S58–S62.

Yaffe K, Fox P, Newcomer R, Sands L, Lindquist K, Dane K, Covinsky KE. Patient and caregiver characteristics and nursing home placement in patients with dementia. J Am Med Ass 2002; 287: 2090–2097.

Yaggi H, Mohsenin V. Obstructive sleep apnea and stroke. Lancet Neurology 2004; 3: 333–342.

Yeager BF, Farnett LE, Ruzicka SA. Management of the behavioral manifestations of dementia. Arch Intern Med 1995; 155: 250–260.

Yesavage JA, Brink TL, Rose TL. Development and validation of a Geriatric Depression Screening Scale: A preliminary report. J Psychiatry Res 1983; 17: 37–49.

Zarit SH, Reever KE, Bach-Peterson J. Relatives of the impaired elderly: correlates of feeling of burden. Gerontologist 1980; 20: 649–655.

Zaudig M, Mittelhammer J, Hiller W. SIDAM-strukturiertes Interview für die Diagnose der Demenz vom Alzheimer Typ, der Multiinfarkt-Demenz und Demenzen anderer Ätiologie nach DSM-III-R und ICD-10. München: Logomed Verlag Fabian Höpker, 1989.

Zubenko GS, Henderson R, Stiffler JS, Stabler S, Rosen J, Kaplan BB. Association of the APOE epsilon 4 allele with clinical subtypes of late life depression. Biol Psychiatry 1996; 40: 1008–1016.

Quellennachweis

S. 63–64: Kasten 7.1: © Beltz Test GmbH, Göttingen

S. 70–72: Kasten 7.4: © René Spiegel; in Brunner, CH, Spiegel, R. Eine Validierungsstudie mit der NOSGER (Nurses' Observation Scale for Geriatric Patients), einem neuen Beurteilungsinstrument für die Psychogeriatrie. Zeitschr. Klin. Psychol. 1990; 19: 211–229

S. 80–81: Kasten 7.7: CIPS (Collegium Internationale Psychiatriae Scalarum) (Hrsg.): Internationale Skalen für Psychiatrie. 5. vollst. überarbeitete u. erweiterte Auflage, © Hogrefe Verlag, Göttingen 2005.

S. 85–87 Kasten 7.9: © Vless Verlag

S. 87–94: Kasten 7.10: Wimo A, Wetterholm A-L, Mastey V, Winblad B. Evaluation of the health care resource utilization and caregiver time in anti-dementia drug trials – a quantitative battery. In: Wimo A, Karlsson G, Winblad B (Eds.): Health Economics of Dementia. (pp 465–493) © John Wiley & Sons Ltd., Chichester, UK: 1998, Abdruck mit freundlicher Genehmigung

S. 121–122: Kasten 9.1: © Roland Kunz

S. 124–125: Kasten 9.2: ® Société des Produits Nestlé S. A., Vevey, Switzerland, Trademark Owners. Die Autorin weist daraufhin, dass die vorliegende Form des Abdrucks auf Wunsch der Firma Nestlé erfolgte.

S. 169–172: Kasten 10.3: Held C, Ermini-Fünfschilling D. Das demenzgerechte Heim. Lebensraumgestaltung, Betreuung und Pflege für Menschen mit leichter, mittelschwerer und schwerer Alzheimer Krankheit. © S. Karger AG, Basel 2004

Sachregister

Gereon Heuft
Andreas Kruse
Hartmut Radebold

Lehrbuch der Gerontopsychosomatik und Alterspsychotherapie

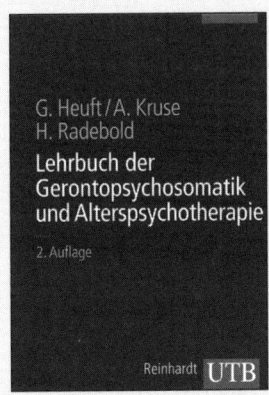

2., aktual. Auflage 2005
379 Seiten. 50 Abb.
15 Tab.
UTB-L (978-3-8252-8201-1) kt

Wer ältere Menschen behandeln und therapieren will, braucht profunde Kenntnisse in Gerontopsychosomatik und Alterspsychotherapie. Die Altersprozesse des Körpers wirken sich in der zweiten Lebenshälfte verstärkt auf die psychische Entwicklung aus. Umgekehrt finden auch seelische Schwierigkeiten ihren Ausdruck in körperlichen Symptomen.

Dieses Lehrbuch vermittelt das nötige Fachwissen über psychische und psychosomatische Störungen im Alter, ihre Diagnose und Behandlung. Authentische Fallbeispiele illustrieren, wie man Störungsbilder diagnostiziert und geeignete Therapiemethoden auswählt.

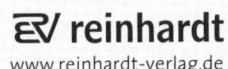

reinhardt
www.reinhardt-verlag.de

Virgina Bell
David Troxel
Richtig helfen bei Demenz

Ein Ratgeber für Angehörige
und Pflegende
Aus dem Amerikanischen
von Andreas Wimmer
(Reinhardts Geronto. Reihe; 28)
2004. 257 Seiten. 12 Abb.
(978-3-497-01694-5) kt

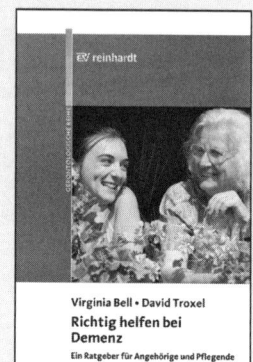

Virginia Bell · David Troxel
Richtig helfen bei Demenz
Ein Ratgeber für Angehörige und Pflegende

Wenn der vertraute Boden alltäglicher Kenntnisse und Fähigkeiten zunehmend brüchig wird, reagieren Menschen mit beginnender Demenz oft verunsichert, ängstlich, misstrauisch, depressiv oder auch zornig. Wer einen verwirrten Elternteil oder Partner pflegt, weiß, wie zermürbend und belastend die tägliche Betreuung sein kann.

Richtig helfen bei Demenz gibt Angehörigen und Pflegenden neuen Mut: Es zeigt, wie man die Lebensqualität für die Betroffenen verbessern und mit schwierigen Verhaltensweisen umgehen kann. Dabei vermitteln die Autoren eine Grundhaltung von Vertrauen, Wertschätzung und Optimismus. Der Helfer lernt, wie er für den Erkrankten trotz fortschreitender Persönlichkeitsveränderung Vertrauensperson („Best Friend") wird oder bleibt, die ihm im Alltag beisteht, ihn ermutigt, Freude mit ihm teilt und der er ohne Scham sein Herz ausschütten kann. Anhand von Fallbeispielen wird gezeigt, wie man Demenz-Patienten in Phasen der Trauer, Angst oder Wut beistehen kann. Das Buch gibt außerdem zahlreiche Tipps, wie man zentrale Lebensthemen aufspürt und in der Vertrauensbeziehung fruchtbar macht.

ℝ reinhardt
www.reinhardt-verlag.de

Virgina Bell
David Troxel
Personzentrierte
Pflege bei Demenz

Das Best-Friends-Modell für
Aus- und Weiterbildung
Aus dem Amerikanischen
von Andreas Wimmer
Mit einem Geleitwort von
Hans-Georg Nehen
(Reinhardts Geronto. Reihe; 29)
2004. 307 Seiten.
Mit 99 Ausbildungstools.
(978-3-497-01695-2) kt

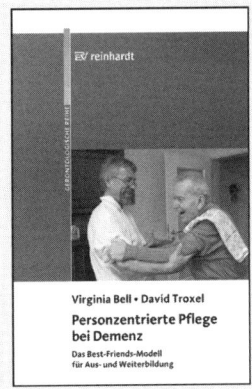

Virginia Bell • David Troxel
**Personzentrierte Pflege
bei Demenz**
Das Best-Friends-Modell
für Aus- und Weiterbildung

Personzentrierte Pflege bei Demenz wendet sich an die
Leiter stationärer und ambulanter Einrichtungen, leitende
Pflegekräfte und Profis, die in der Fortbildung tätig sind.
Gezeigt wird, wie man dem Pflegepersonal und ehren-
amtlichen Helfern nicht nur Fachwissen, sondern auch
Einblick in das Erleben Demenzkranker vermittelt. Aus-
bildungstools zum Aufwärmen, mit Lernspielen und Pro-
grammvorschlägen runden jedes Kapitel ab.

Das Buch enthält praxisorientierte Anleitungen für Aktivitäten, Gesprächs- und Formulierungsbeispiele sowie
Anregungen für mögliche Gesprächs- und Aktionsinhalte.

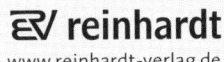

reinhardt
www.reinhardt-verlag.de

Wilhelm Stuhlmann
Demenz – wie man Bindung und Biographie einsetzt

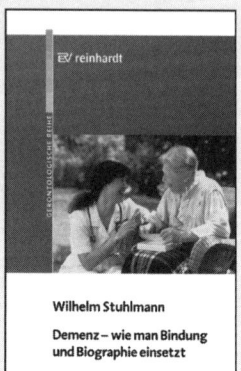

(Reinhardts Geronto. Reihe; 33)
2004. 149 Seiten. 3 Abb. 11 Tab.
(978-3-497-01724-9) kt

Wie kann man dementen Menschen Sicherheit geben? Indem man auf Ressourcen in ihrer Biographie zurückgreift. Dazu gehört vor allem Bindung, d. h. die innige Beziehung zu vertrauten Personen. Positive Bindungserfahrungen geben dem Demenzkranken Sicherheit in einer Welt, in der er sich immer weniger auf seine Fähigkeiten verlassen kann. Anschaulich erklärt der Autor, wie man Bindungserfahrungen und andere biographische Ressourcen in der Arbeit mit Demenzkranken einsetzt. Anhand zahlreicher Fallbeispiele zeigt er, wie sich Bindungsstörungen auf die Krankheitsbewältigung auswirken und wie man schützende Faktoren in der Biographie des Kranken aufspürt. Er gibt einen Überblick über Pflegeansätze bei Demenz und macht deutlich, wie sich Bindung in die Praxis einzelner Verfahren integrieren lässt. Gezeigt wird außerdem, wie Pflegende aus eigenen Bindungsressourcen Kraft schöpfen können.

Mit einem Glossar der Fachbegriffe und einem Leitfaden zur Ermittlung des Bindungsverhaltens.

ℝ/ reinhardt
www.reinhardt-verlag.de

Karl-Heinz Menzen
Kunsttherapie mit altersverwirrten Menschen

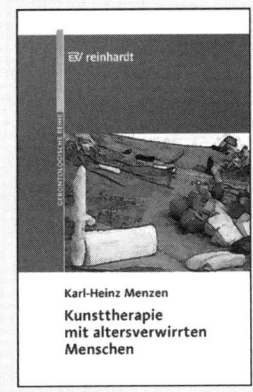

(Reinhardts Geronto. Reihe; 30)
2004. 152 Seiten. 56 Abb. 4 Tab.
(978-3-497-01702-7) kt

Will man den fortschreitenden Abbau geistiger Fähigkeiten bei Demenz eindämmen, muss man die noch vorhandenen fördern. Kunsttherapie eignet sich dafür besonders gut, da sie den Menschen mit allen seinen Sinnen anspricht. Beim Sehen, Tasten, Riechen, Malen und Hantieren werden Erinnerungen an die Kindheit, Familie, Freunde, den Beruf wachgerufen. Verloren geglaubte Kenntnisse können wieder zu Tage treten und stärken nicht nur Denken und Orientierung, sondern auch das Selbstwertgefühl. Der Autor stellt die aktuellen Forschungsergebnisse zu Ursachen und Entwicklung der kognitiven, emotionalen und psychosozialen Beeinträchtigungen bei Demenz zusammen. Auf dieser Grundlage entwickelt er Themen und Methoden, mit welchen man Demenzpatienten kunsttherapeutisch fördern kann. Gemeinsam lassen sie Bildwelten entstehen, die die verwirrten Menschen aus ihrer krankheitsbedingten Isolation locken können.

Mit vielen praktischen Vorschlägen, die sich in Altenpflegeheimen, Tagesstätten und in der Gerontopsychiatrie leicht umsetzen lassen!

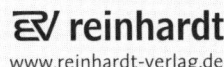
reinhardt
www.reinhardt-verlag.de

Johannes Kipp | Gerd Jüngling
Einführung in die praktische Gerontopsychiatrie

Zum verstehenden Umgang mit alten Menschen
(Reinhardts Gerontologische Reihe; 19)
3., neu bearb. Auflage 2000. 286 Seiten. 12 Abb.
(978-3-497-01521-4) kt

Häufig sind psychische Erkrankungen im Alter fehlgeschlagene Versuche, mit lebensgeschichtlich bedeutenden Verlusten fertig zu werden. Die vorliegende Einführung in die praktische Gerontopsychiatrie bietet für alle Berufsgruppen, die mit alten psychisch kranken Menschen zu tun haben, aber auch für Angehörige eine fundierte Grundlage. Das Buch informiert über Diagnostik, Therapie und über optimale Versorgungsmöglichkeiten. Zahlreiche Fallbeispiele führen die fachgerechte Umsetzung in die Praxis vor Augen. Im Zentrum steht dabei die zwischenmenschliche Beziehung und der „verstehende Zugang".

Pressestimme

„Die therapeutischen Vorschläge und Anregungen der Autoren reichen weit über medizinische Interventionen hinaus und bilden ein breites Spektrum von Möglichkeiten, die im Heim zu realisieren sind. Ein Buch, das seinen Anspruch erfüllt, zum verstehenden Umgang mit alten, psychisch kranken Menschen beizutragen."
Altenpflege Extra

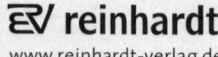
reinhardt
www.reinhardt-verlag.de

Nina Knoll
Urte Scholz
Nina Rieckmann
Einführung in die Gesundheitspsychologie

Mit einem Vorwort von
Ralf Schwarzer
2005. 265 Seiten. 27 Abb. 5 Tab.
52 Fragen zum Lernstoff
UTB-M (978-3-8252-2650-3) kt

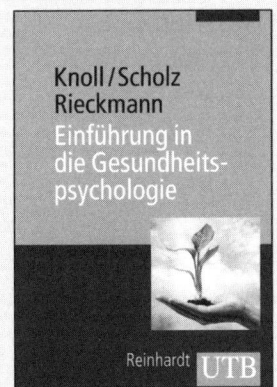

Diese Einführung informiert über gesundheitspsychologische Theorien, Modelle und Forschungsergebnisse:

- Welche Faktoren beeinflussen die Gesundheit (z.B. Stress, Resilienz, soziale Unterstützung)?
- Wie entsteht Risikoverhalten (z.B. Rauchen, mangelnder Sonnenschutz)?
- Wie kann man gesundheitsschädliche Verhaltensweisen verändern (z.B. Prävention, Rückfallvermeidung)?

Am Beispiel von Herzerkrankungen und Krebs wird gezeigt, wie gesundheitspsychologisches Wissen bei Vorsorge und Therapie umgesetzt werden kann. Gesundheitsprogramme werden kritisch unter die Lupe genommen.

Ideal für Einsteiger, die das Fach Gesundheitspsychologie und seine Anwendungsgebiete kennen lernen wollen!

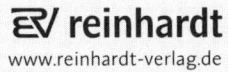

reinhardt
www.reinhardt-verlag.de

Gottfried Fischer
Peter Riedesser
Lehrbuch der Psychotraumatologie

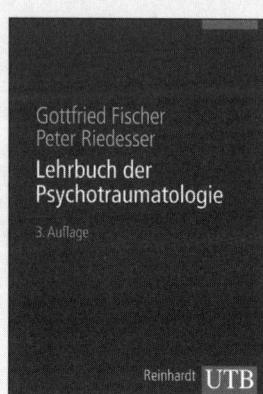

3., aktual. u. erw. Auflage 2003
410 Seiten. 21 Abb. 20 Tab.
UTB-L (978-3-8252-8165-6) gb

Psychotraumatologie: seelische Verletzungen, ihre Ursachen und Folgen, Prävention, Rehabilitation und therapeutische Möglichkeiten – von diesen Fragen und Problemen handelt das Lehrbuch. Es fasst damit Wissensbestände zusammen, die bislang über zahlreiche Disziplinen verstreut waren und auch hier oft nur am Rande berücksichtigt wurden. Die Autoren plädieren für die eigenständige Disziplin einer „Psychotraumatologie", die für die psychologische, medizinische und pädagogische Praxis dringend benötigt wird. Eine praxisnahe Wissenschaft von seelischen Verletzungen und Belastungen kommt auch den zahlreichen Initiativgruppen entgegen, die sich heute verstärkt mit seelischen Verletzungen und ihren Folgen befassen.

ᴇᴗ reinhardt
www.reinhardt-verlag.de

Rüdiger Lorenz
Salutogenese

Grundwissen für Psychologen,
Mediziner, Gesundheits- und
Pflegewissenschaftler
Mit einem Geleitwort von
Hilarion G. Petzold
2., durchges. Auflage 2005
208 Seiten. 14 Abb.
(978-3-497-01790-4) kt

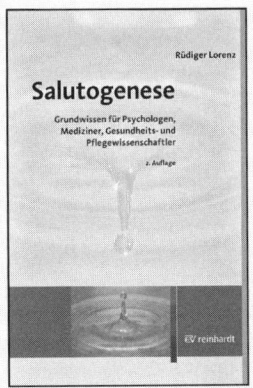

Weshalb bleiben manche Menschen gesund, wenn andere krank werden?

Auf der Suche nach einer Antwort auf diese Frage entwickelte Aaron Antonovsky das Konzept der „Salutogenese". Lange Zeit hatte sich die Medizin vorwiegend mit der „Pathogenese", also dem, was krank macht, beschäftigt. Antonovsky untersuchte stattdessen, was den Menschen selbst unter widrigen Bedingungen gesund hält – mit weitreichenden Konsequenzen für die medizinische Forschung und Praxis.

Anschaulich stellt der Autor die theoretischen Bausteine des Salutogenese-Konzeptes dar und ordnet sie kritisch ein. Er gibt einen Überblick über den Stand der Forschung und zeigt, welche Bedeutung das Konzept für andere aktuelle Forschungsgebiete (Säuglingsforschung, Entwicklungspsychologie, Emotionsregulation) hat.

Als Konzept der Gesundheitsförderung und Prävention ist Salutogenese vor allem für die Praxis relevant, insbesondere für die Psychotherapie. Zahlreiche Fallbeispiele illustrieren, wie man das Salutogenese-Konzept in der Psychotherapie fruchtbar machen, Ressourcen nutzen und Selbstheilungskräfte fördern kann.

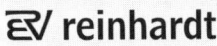

ℰV reinhardt
www.reinhardt-verlag.de